Wilhelm Johnen

Muskelentspannung
nach Jacobson

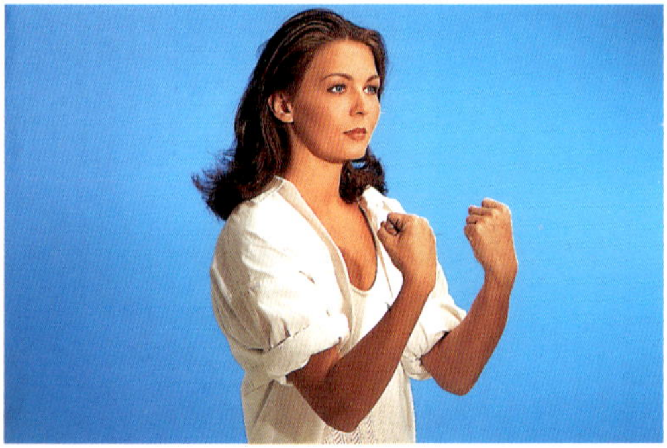

Für Selbstsicherheit und innere Ruhe

- Die klassische Methode der Entspannung
- Einfach, wirksam, schnell zu lernen
- Überall anwendbar

GU GRÄFE UND UNZER

Inhalt

Ein Wort zuvor 5
So nutzen Sie dieses Buch 6

Die Muskelentspannung 8

Wirkungsvoll entspannen 10

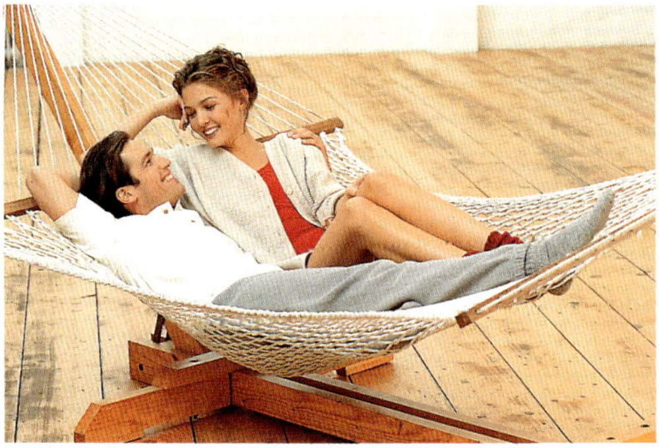

PRAXIS

Das Basisprogramm 16

So bereiten Sie sich vor 18
Das A und O: die richtige Atmung 18

Entspannter Körper – entspannte Seele 20
Die Füße entspannen 21
Die Beine entspannen 24
Das Becken entspannen 27
Den Bauch entspannen 29
Den Rücken entspannen 30
Den Brustraum entspannen 32
Die Schultern entspannen 33
Die Arme entspannen 35
Das Gesicht entspannen 35
Den ganzen Körper entspannen 37

Fehler erkennen und vermeiden 38
Sie ignorieren Schmerzen 38
Ihre seelische Anspannung ist zu groß 38
Sie üben unter Zeitdruck 39
Sie haben zu hohe Erfolgserwartungen 39

Die Entspannung vertiefen 40
Richtig atmen 40
Tiefer entspannen mit Phantasie 40

Kleine Programme 42

Schnell entspannt im Alltag 44

Entspannen im Sitzen 45

Entspannen im Stehen 55

Entspannen im Alltag 60
Entspannen in Besprechungen 60
Entspannen im Haushalt 61
Unterwegs entspannen 61

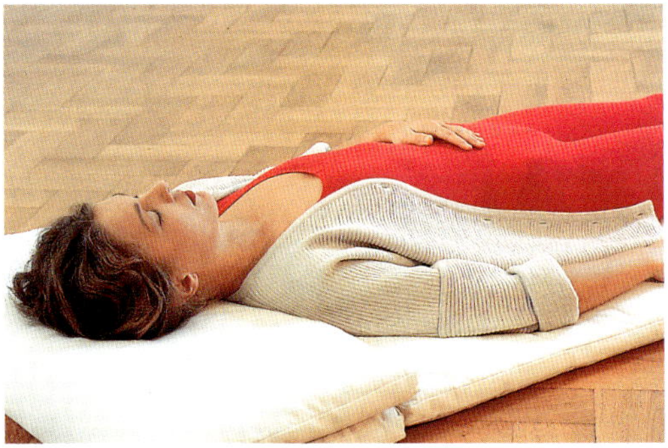

Üben zu zweit 64

Mit Spaß gemeinsam entspannen 65
Die Begrüßung 65
Die Füße längen 65
Die Beine längen 66
Das Becken wiegen 66
Den Rücken heben 67
Die Arme lockern 68
Die Schultern lockern 69
Den Kopf entspannen 70
Miteinander üben 71
Die Zehen hochziehen 72
Hohlkreuz 72
Dialog der Rücken 73
Baum und Wind 73

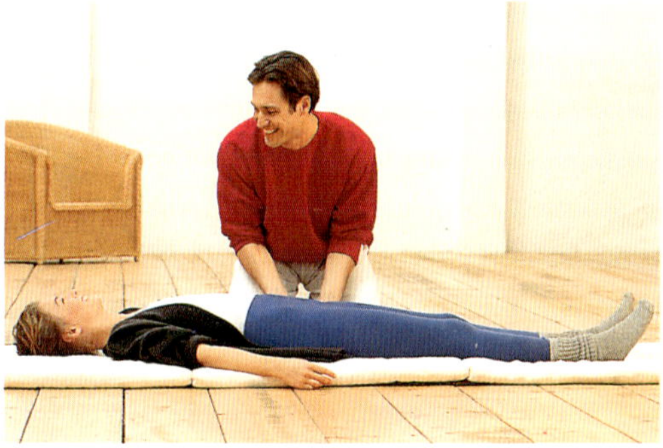

Stretching 74

Wann stretchen? 75
Die Unterarmmuskeln dehnen 75
Die Rückenmuskeln dehnen 75
Die Oberschenkelmuskeln dehnen 76
Die Wadenmuskeln dehnen 77
Die Übungen auf einen Blick 78

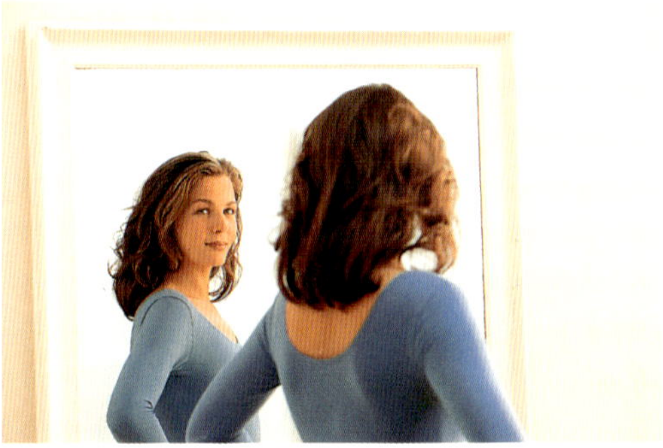

Zu mehr Ruhe und Sicherheit 80

Das Sieben-Schritte-Programm 82

Häufige Alltagsprobleme 86

Sie leiden unter innerer Unruhe 86
Sie haben Arbeits- und Termindruck 87
Sie haben gelegentlich kleinere Ängste 88
Sie sind unsicher 90

Zum Nachschlagen 91

Eine Kassette besprechen 91
Bücher, die weiterhelfen 93
Adressen, die weiterhelfen 93
Sachregister 94

Wichtiger Hinweis

Dieses Buch wendet sich an körperlich und seelisch gesunde Menschen, die eine effektive und schnell zu erlernende Methode zur körperlichen und psychischen Entspannung suchen. Jeder Leser ist aufgefordert, in eigener Verantwortung zu entscheiden, ob und inwieweit er die Übungen und Anleitungen für sich nutzen kann.
Achten Sie besonders auf die Hinweise im Text, die Sie auf eine eventuell notwendige ärztliche Untersuchung oder Behandlung aufmerksam machen.

Ein Wort zuvor

Zu Beginn dieses Jahrhunderts haben die Medizin und die Psychologie deutliche Fortschritte erzielt. Viele bedeutende Entdeckungen wurden gemacht. Unter anderem erkannten Ärzte und Psychologen die vielfältigen positiven Wirkungen einer verbesserten Entspannungsfähigkeit. Verfahren wie das Autogene Training in Europa oder die Progressive Relaxation in Amerika wurden entwickelt.

Das ist Entspannung

Was ist Entspannung? Mit dem Begriff Entspannung sind zwei unterschiedliche Vorstellungen verknüpft. Zum einen verstehen wir darunter die Unterhaltung durch Medien: die Lektüre eines Buches, das Fernsehen, Kino- oder Theaterbesuche. Zum anderen bedeutet Entspannung eine geistig-seelische Ausgeglichenheit, die für viele von uns nur noch schwer zu erreichen ist. Innere Gelassenheit oder persönliche Stabilität sind Werte, die aus dieser geistig-seelischen Entspannung resultieren.

In diesem Buch wird der Begriff Entspannung also zum Synonym für Gelassenheit, seelische Ausgeglichenheit und innere Ruhe.

Die Progressive Muskelentspannung ist eine Möglichkeit, diese Form der Entspannung zu erreichen. Edmund Jacobson, ein zu Beginn dieses Jahrhunderts aus Schweden in die USA emigrierter Arzt, hat die Methode der Progressiven Muskelentspannung (progressive relaxation) entwickelt und an der Harvard Universität in den USA gelehrt. Auf seinen Vorstellungen und Erkenntnissen basiert dieses Buch. Die Progressive Relaxation - so lautet der Fachbegriff - ist im Laufe der Jahre vielfach variiert worden, aber das Grundprinzip blieb unverändert:

Entspannen durch Anspannen

- Jacobson erkannte, daß durch gezieltes Anspannen und abruptes Lösen einzelner Muskelgruppen nachweislich eine verbesserte Entspannung – physisch wie psychisch – erreicht werden kann.

- Bei regelmäßigem Training erlangen Sie so die Fähigkeit, Ihren Seelenhaushalt positiv zu beeinflussen: Sie werden ausgeglichener, können die Anforderungen einer immer anspruchsvoller werdenden Arbeitswelt gelassener erfüllen, und Ihr Selbstbewußtsein wächst.

So nutzen Sie dieses Buch

Sie wollen Ihre alltäglichen Probleme gelassener, ruhiger und ausgeglichener angehen. Sie wollen selbstsicherer werden und Konfliktsituationen besser meistern: Die Muskelentspannung nach Jacobson, auch Progressive Relaxation genannt, ist das geeignete Mittel, diese Ziele zu erreichen.
Lesen Sie zunächst die ersten beiden Kapitel des Buches aufmerksam durch. Das erste Kapitel (Seite 8) führt in die Grundlagen der Progressiven Relaxation ein, das zweite (Seite 16) beschreibt die Übungen des Basisprogramms.

Regelmäßig üben

■ Voraussetzung für Ihren Erfolg ist, daß Sie die Übungen des Basisprogramms regelmäßig absolvieren. Bevor Sie mit dem Üben beginnen, lesen Sie sich die Anleitung bitte einmal durch. Testen Sie dann den Bewegungsablauf, ohne großen Kraftaufwand. Erst wenn Sie diesen beherrschen, spannen Sie den entsprechenden Muskel mit aller Kraft an.

Sollten Sie mit einzelnen Übungsabfolgen Schwierigkeiten haben, keine oder nur wenig Entspannung empfinden, holen Sie sich Hilfe im Abschnitt »Fehler erkennen und vermeiden« (Seite 38).
Wenn Sie die Übungen des Basisprogramms regelmäßig absolviert haben und bereits in relativ kurzer Zeit entspannen können, finden Sie im Abschnitt »Die Entspannung vertiefen« (Seite 40) Anregungen, wie Sie den Entspannungseffekt weiter verstärken können.
Ein besonderer Vorteil der Muskelentspannung nach Jacobson liegt in ihrer nahezu universellen Einsetzbarkeit: Im Kapitel »Kleine Programme« (Seite 42) finden Sie Übungen, die Sie praktisch überall im Sitzen oder Stehen durchführen können. Ob im Büro, vor oder während einer Konferenz, im Haushalt oder auf Reisen – viele einfache Entspannungsübungen helfen Ihnen, die kleinen und großen Klippen des Alltags gelassener anzugehen und zu umschiffen. Bei den kleinen Programmen – wie bei allen anderen ergänzenden Programmen – gilt:

Entspannung »verankern«

- Sie müssen die Übungen des Basisprogramms bereits beherrschen und auch täglich durchführen.

Die Muskelentspannung nach Jacobson ist aber nicht nur für »Einzelkämpfer« gedacht: Das Kapitel »Üben zu zweit« (Seite 64) zeigt,

wie die Entspannungsfähigkeit – mit viel Genuß und Spaß – gemeinsam verbessert werden kann. Die Übungen dieses Programms sollten an eine Kurzentspannung im Liegen angeschlossen oder zwischen die einzelnen Übungssequenzen geschaltet werden.
Bei der Muskelentspannung werden die einzelnen Muskeln stark beansprucht. Damit Sie keinen Muskelkater bekommen, sollten Sie zum Aufwärmen oder als Abschluß der Relaxationsübungen einige einfache Stretching-Übungen machen. Anregungen finden Sie im entsprechenden Kapitel (Seite 74).

Selbstsicherer werden

Welche Hilfe Ihnen die Progressive Relaxation bei der Bewältigung von alltäglichen Ängsten und Konflikten geben kann, und wie Sie schrittweise zu mehr Selbstsicherheit gelangen können, erfahren Sie im Kapitel »Zu mehr Ruhe und Sicherheit« (Seite 80).

Wilhelm Johnen

Geleitwort

In unserer heutigen Vorstellung von Gesundheitsfürsorge gehen Krankenbehandlung und Krankheitsprävention, ärztliche und nichtärztliche Einflußnahme zunehmend ineinander über. Selbst behandeln oder behandelt werden greifen ineinander. Dies repräsentiert eine Denkweise, nach der die mündige Bürgerin, der mündige Bürger für Erhalt und auch Wiederherstellung der eigenen Gesundheit in erster Linie selbst zuständig und verantwortlich sind. Fachkundiger Rat wird nur unter bestimmten Bedingungen und in begrenztem Umfang benötigt und abgerufen.
So ist auch das Anliegen dieses Buches zu verstehen: Es bringt der Leserin und dem Leser eine Technik nahe, mit der auf einfache Weise auf den eigenen Körper positiver Einfluß genommen werden kann. Ganz besonders wichtig ist auch hier der Übergang von der Lern- zur Trainingsphase, wie bei allen übenden Verfahren gilt: Ohne Fleiß kein Preis. Erst dann lassen sich die erlernten Techniken nach eigenem Ermessen in den Alltag integrieren.
Dieser Denkweise und vor allem diesem Buch wünsche ich von Herzen eine weite Verbreitung.

Prof. Dr. med. Martin Hansis
Direktor der Klinik und Poliklinik für Unfallchirurgie
Rheinische Friedrich-Wilhelms-Universität Bonn

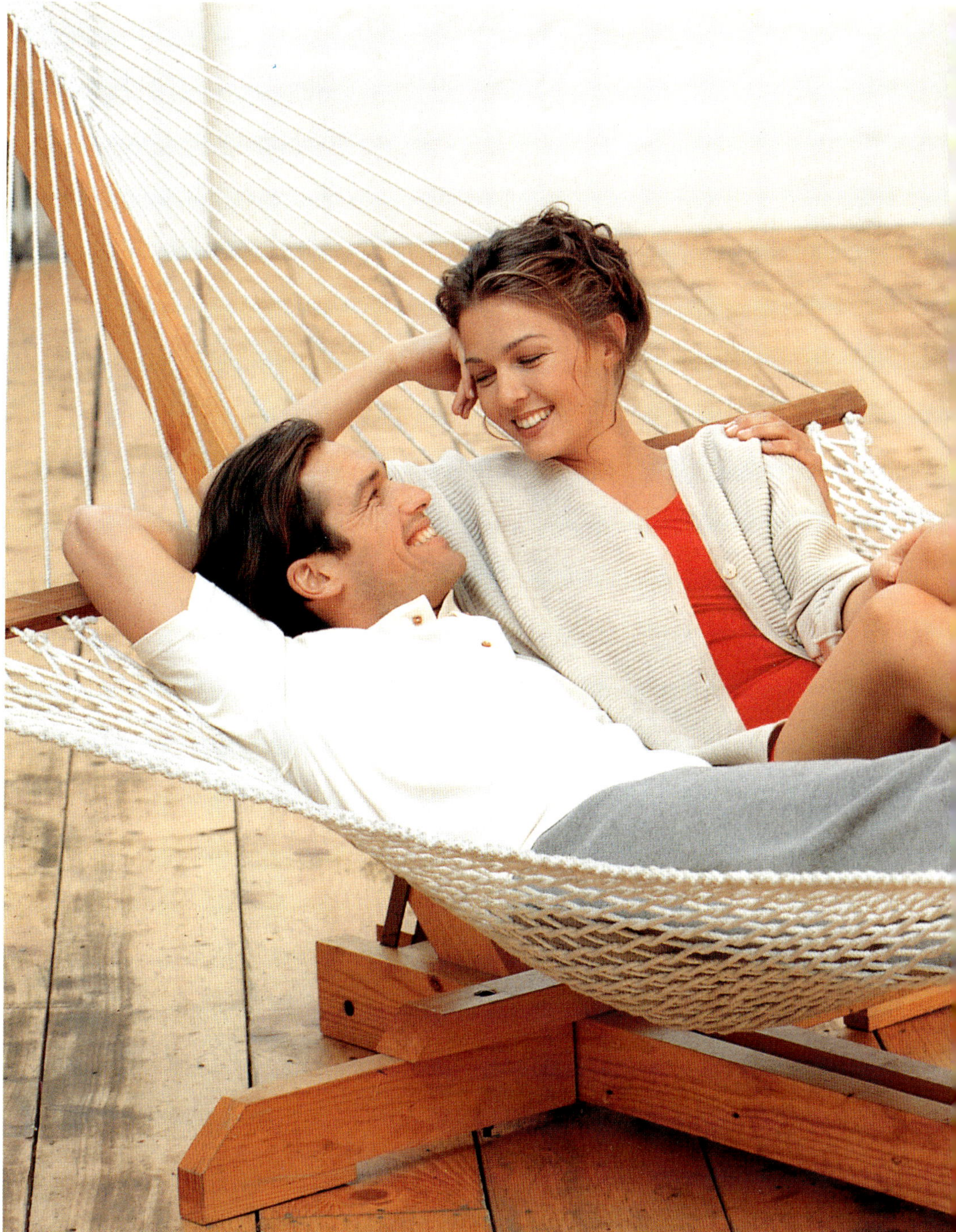

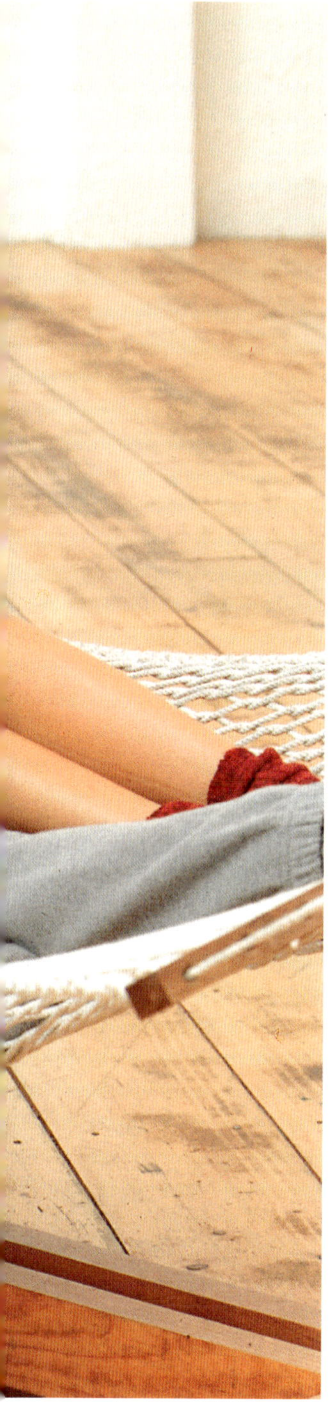

Die Muskel-entspannung

Die Muskelentspannung nach Jacobson ist die ideale Methode, um auch in belastenden Situationen schnell und effektiv zu entspannen. Sie beruht auf der einfachen Erkenntnis, daß durch starkes Anspannen und plötzliches Entspannen von Muskelgruppen eine tiefe körperliche Entspannung erzielt werden kann. Und wer körperlich entspannt ist, kann auch seelisch entspannen, wird ruhiger und gelassener.
Die Übungen sind schnell und einfach zu erlernen, und sie sind praktisch überall anwendbar – allerdings unter der Voraussetzung, daß die Entspannungsfähigkeit durch regelmäßiges Üben fest im Körper verankert ist.

Wirkungsvoll entspannen

Die Fähigkeit, wirkungsvoll entspannen zu können, gewinnt in unserer Zeit mit ihren stetig wachsenden Leistungsanforderungen zunehmend an Bedeutung.
Jeder wünscht sich, innerhalb der alltäglichen Belastungssituationen schnell und effizient entspannt zu sein. Gerade für diesen Wunsch, für die Entspannung innerhalb einer belastenden Situation, eignet sich die Muskelentspannung nach Jacobson besonders gut. Denn Jacobson hat bei der Entwicklung dieses Verfahrens großen Wert darauf gelegt, daß seine Entspannungsübungen einfach erlernt und problemlos in alltäglichen Situationen ausgeführt werden können.

Entspannen in belastenden Situationen

Das bahnbrechende Konzept der Relaxation nutzt dabei eine wichtige physiologische Eigenschaft des Muskelapparats.

Darauf beruht der Entspannungseffekt:

- Ein komplex vernetztes System von Wechselwirkungen bestimmt die körperliche und die seelische Anspannung eines Menschen.
- Muskeln, die kurzzeitig kräftig angespannt werden, sind – unter bestimmten Voraussetzungen – nach der Anspannung lockerer als vorher.
- Die eintretende körperliche Entspannung hat auch Auswirkungen auf den psychischen Zustand.
- Es gibt keine starke Muskelanspannung ohne seelische Anspannung und umgekehrt: Eine seelische Spannung bleibt auf Dauer nicht bestehen, wenn sich der Körper entspannt.

Einheit von Körper und Seele

Diese Wirkung wird leichter verständlich, betrachtet man den biologischen Hintergrund.

Muskeln beeinflussen das zentrale Nervensystem

Der sich entspannende Muskel zeigt eine Rückwirkung auf das zentrale Nervensystem: Mit zunehmender Muskelentspannung sinken die Herzschlagrate und der Blutdruck. Die Gehirnaktivität wird schwächer, das Gehirn kommt zur Ruhe. Diese psychische Beruhigung setzt offensichtlich auch einen Selbstheilungsprozeß in Gang: Jacobson stellte fest, daß Patienten, die er mit der Progressiven Relaxation behandelte, deutliche Besserung zeigten bei nervösen Magenbeschwerden, aber auch bei so gravierenden Erkrankungen wie Morbus Crohn (einer entzündlichen Darmerkrankung) oder bei Magengeschwüren.

Selbstheilung wird angeregt

Und er erkannte die große therapeutische Wirkung der Muskelentspannung auf vielerlei Angstzustände.

Entspannen durch Anspannen

Denken wir an Muskeln, dann assoziieren wir meist Kraft und Anstrengung. Daß unsere Muskeln auch etwas mit geistiger Entspannung zu tun haben könnten, leuchtet auf den ersten Blick nicht ein. Man muß einen Bogen schlagen, wenn man diesen Zusammenhang verständlich erklären will.

Bei der Anspannung der Muskeln werden die einzelnen Muskelfasern wie bei einem Teleskop ineinander gezogen. Wird die Spannung gelockert, rutschen die Fasern wieder etwas auseinander. Dies bedeutet aber nicht, daß die Muskeln dann vollkommen entspannt wären. Vielmehr werden sie ständig, auch während des Schlafens, durch Nervenimpulse in einer Grundspannung gehalten. Diese Spannung wird in der Medizin »Muskeltonus« genannt. Sinkt oder steigt der Tonus infolge von Krankheit, verliert der Mensch die Kontrolle über seine Körperbewegungen.

Lebenswichtiger Muskeltonus

Der für uns lebenswichtige Muskeltonus sorgt dafür, daß die Muskelfasern stets ein Stück ineinander gezogen bleiben. Allerdings zeigt er dabei recht große Schwankungen: Während des Tiefschlafs geht er auf einen niedrigen Wert zurück. Bei einer schweren körperlichen Arbeit geschieht das Gegenteil – der Muskeltonus steigt deutlich an.

Dies passiert aber auch bei Streß, Angst, Nervosität oder sonstiger psychischer Anspannung. Der Körper bereitet sich so auf eine mögliche Reaktion vor, vereinfacht gesprochen auf Flucht oder Kampf.

Hormone steuern unsere Körperfunktionen

Diese Reaktion wird – wie alle unsere Körperfunktionen – durch Hormone gesteuert. Adrenalin, das vermehrt in Streßsituationen ausgeschüttet wird, beeinflußt unter anderem die Stärke des Muskeltonus. Für die Progressive Relaxation heißt das: entspannt sich der Körper, dann liefern chemische Botenstoffe eine Information an das Gehirn, und der Alarmzustand wird beendet, das heißt in diesem Fall, die Produktion von Adrenalin wird verringert. Ist die erreichte Entspannung ausreichend tief, kann eine Spirale weiterer Muskelentspannung und weiterer Adrenalinsenkung angestoßen werden. Die Hormonproduktion kann dabei in Bruchteilen von Sekunden auf Veränderungen in der Muskelspannung reagieren. Das heißt, durch bewußtes Anspannen und Loslassen von Muskeln kann auch eine geistige Entspannung erreicht werden.

Jacobsons Methode

Angeregt durch diese Erkenntnisse, entwickelte Jacobson sein Entspannungsverfahren.

Seine Sitzungen begann er immer mit folgender Übung: Er bat seine Klienten sich hinzulegen, die Arme seitlich neben dem Körper. Dann sollten Sie die Handrücken nach oben biegen, bis sie einen leichten Zug im Unterarm wahrnahmen. Es sollte ein leichtes Ziehen auf der Oberseite des Unterarms sein, kein Schmerz. Wenn Sie gerade Zeit und Gelegenheit haben, probieren Sie diese kleine Vorübung doch einfach aus. Das geht auch im Sitzen.

Vorübung

▶ Setzen Sie sich in einen Sessel mit großer Armlehne. Legen Sie Ihren Arm locker auf und lehnen Sie sich entspannt zurück (Foto (1) Seite 13). Heben Sie den Handrücken, bis er schräg nach oben gerichtet ist (Foto (2) Seite 13). Wenn Sie diese Haltung für einen kurzen Moment beibehalten, spüren Sie auf der Oberseite des Unterarms ein leichtes Ziehen im Muskel.

● Vielleicht spüren Sie aber auch zuerst ein Ziehen auf der Unterseite Ihres Unterarms. Dieses Ziehen ist das Ergebnis der Dehnung des Gegenmuskels, der für die umgekehrte Bewegung der Hand zuständig ist. Falls dies bei Ihnen der Fall sein sollte, lassen Sie Ihre Hand wieder auf die Unterlage zurücksinken und heben sie dann erneut, aber deutlich weniger an. Halten Sie diese Stellung für einen Moment. Spüren Sie jetzt das Ziehen auf der Oberseite des Unterarms?

- Legen Sie Ihre andere Hand auf diese Stelle. Wenn Sie jetzt den Handrücken auf und ab bewegen, spüren Sie, wie sich der Muskel zusammenzieht.

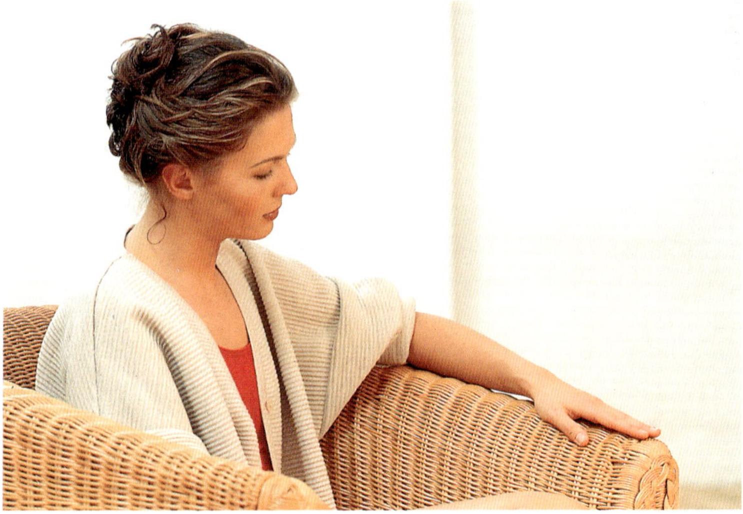

Die Unterarmmuskeln spannen (1)

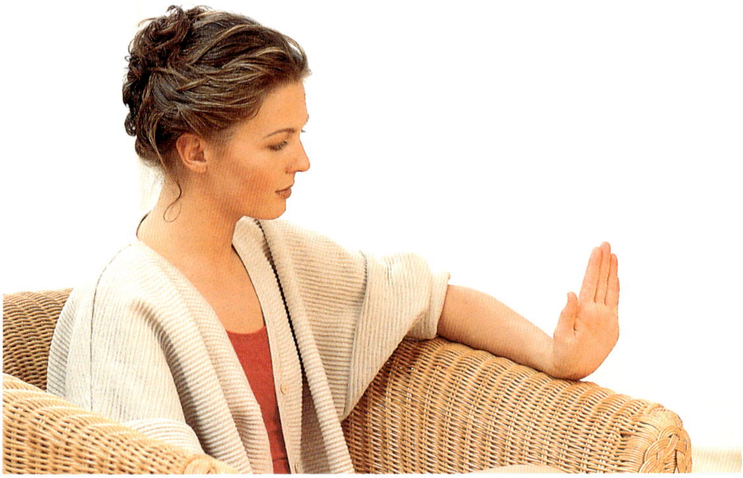

Die Unterarmmuskeln spannen (2)

Wie eben, so werden Sie auch bei anderen Übungen immer wieder feststellen, daß außer dem Muskel, den Sie anspannen, auch andere Muskeln beteiligt sind. Häufig wird, wenn Sie einen Muskel anspannen, der Gegenmuskel gedehnt. Sie werden das Gefühl, das Ihnen ein angespannter Muskel vermittelt, zunächst nicht von dem eines gedehnten Muskels unterscheiden können. Den Unterschied können Sie durch folgende Übung besser verstehen:

Anspannen und Dehnen des Muskels

▶ Legen Sie eine Hand an Ihr Schienbein (den vorderen Teil Ihres Unterschenkels). Hier spannt sich der Muskel deutlich, wenn Sie Ihren Fußrücken nach oben winkeln. Legen Sie Ihre Hand jetzt auf Ihre Wade (also die Rückseite des Unterschenkels). Sie fühlen, was ein Muskel macht, der gedehnt wird: Der sich anspannende Schienbeinmuskel dehnt den Wadenmuskel, und der Übergang zwischen Muskel und Sehne (erkennbar als Verdickung) bewegt sich unter Ihrer Hand zur Ferse hin.

Die Entspannung fest verankern

Die Wirkung der Progressiven Muskelentspannung beruht auf regelmäßigem Training, die erreichte Entspannung wird nur durch kontinuierliches Üben fest verankert.
Auch Muskeln können lernen, zum Beispiel, sich schneller zu entspannen oder größere Kraft zu entwickeln. Doch Muskeln lernen langsam; es bedarf des regelmäßigen Übens und einer dem »Ausgangsniveau« angemessenen Zeit, die Kraft eines Muskels zu erhöhen sowie seine Fähigkeit zur Entspannung zu steigern.
Diesen Prozeß, Muskeln in zunehmend kürzerer Zeit entspannen zu können, nennt man »verankern«.
Besonders langanhaltend und störungsresistent wird die Fähigkeit des Muskels zu wirksamer, also zu schneller und tiefer Entspannung, wenn drei Regeln eingehalten werden:

Drei Regeln

- Üben Sie zu festen Zeiten, zu Beginn Ihres Trainings mindestens jeden zweiten Tag.
- Üben Sie an einem festen Platz, zum Beispiel im Schlafzimmer.
- Üben Sie nach einem gleichbleibenden Schema, zum Beispiel in der Reihenfolge der Übungen des Basisprogramms (Seite 17).

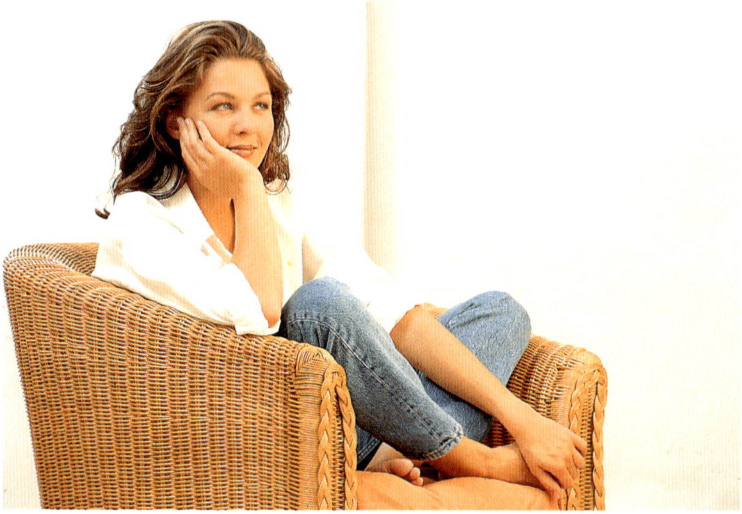

Entspannung erfrischt und macht aktiv

Wenn Sie diese Regeln beachten, werden Sie das Basisprogramm bald innerhalb kurzer Zeit absolvieren und sich damit schnell in einen Zustand tiefer Entspannung versetzen können. Nach zwei bis vier Wochen wird diese Wirkung wahrscheinlich schon in fünf bis sechs Minuten zu erreichen sein. Wenn Sie wirklich am Ball bleiben, sind Sie nach zwei oder drei Monaten in der Lage, in wenigen Augenblicken eine tiefe Entspannung zu erzeugen. Wenn Sie diese Fähigkeit erreicht haben, gilt es, eine weitere Regel zu beachten:

Bitte beachten

- Regelmäßig zu üben ist wichtiger als häufig zu üben. Sind die Pausen zwischen den Trainingseinheiten länger als vier Tage, »verliert« der Muskel bereits etwas von seiner zügigen Entspannungsfähigkeit. Fünf Minuten ernsthaftes Entspannungstraining alle vier Tage reichen zum Schluß aus, Ihren Körper in seiner optimalen Entspannungsbereitschaft zu halten.

Sie werden mit äußeren Spannungen oder eigenen Ängsten leichter umgehen können und dadurch deutlich an Selbstsicherheit gewinnen. Darüber hinaus werden Sie viele körperliche Beschwerden besser bewältigen können.

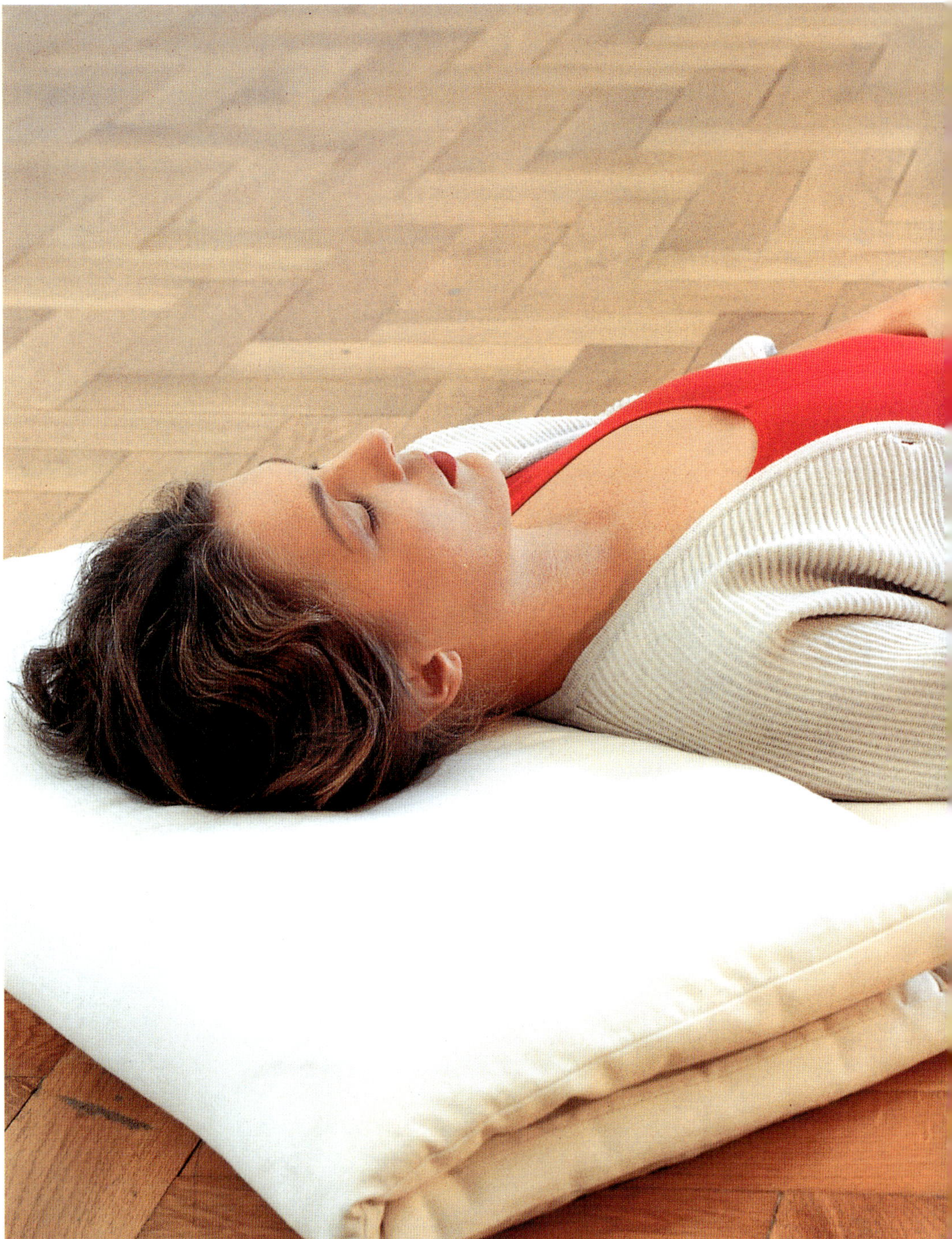

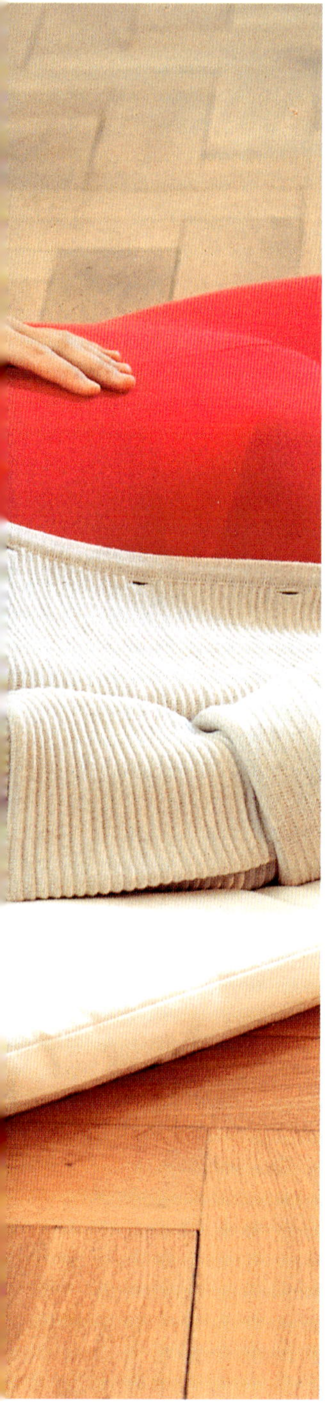

Das Basisprogramm

Die Übungen des Basisprogramms werden im Liegen durchgeführt – in der vorgestellten Reihenfolge. Sie brauchen zum Üben nichts weiter als eine weiche Unterlage, bequeme Kleidung und einen ruhigen, wohltemperierten Raum. Wenn Sie das gesamte Programm täglich, mindestens aber dreimal pro Woche absolvieren, werden Sie bald in der Lage sein, in kurzer Zeit wirklich tief zu entspannen. Und Sie werden den Problemen und Anforderungen des Alltags gelassener begegnen.

So bereiten Sie sich vor

Sie benötigen:

- eine dreiviertel Stunde Zeit,
- ein ruhiges Plätzchen in einem gut temperierten Raum,
- die Sicherheit, ungestört zu sein,
- eine weiche Unterlage: eine Gymnastikmatte oder zwei übereinandergelegte Decken. Falls Sie einen genügend großen, hochflorigen Teppich besitzen, ist auch dieser Platz gut geeignet.

Mit dem ganzen Körper aufliegen

Die Unterlage sollte so groß sein, daß Sie sicher mit dem ganzen Körper aufliegen. Sie sollten sich warm und behaglich fühlen.

- Und Sie sollten wirklich Lust haben, sich auf etwas Neues einzulassen.
- Tragen Sie möglichst weiche und weite Kleidung – wenn Sie leicht frieren, ist ein warmer Jogginganzug ideal –, dicke Socken, weder Schuhe noch einen Gürtel.

▶ Legen Sie sich dann auf Ihre Unterlage. Schauen Sie sich um. Die Perspektive ist neu und ungewohnt. Nehmen Sie sich Zeit, sich daran zu gewöhnen.

- Testen Sie, ob Sie ohne innere Anspannung die Augen schließen können. Sollten Ihre Augenlider oder Teile des Körpers deutliche Signale von Anspannung oder Unruhe zeigen, dann öffnen Sie die Augen noch für einen Moment. Schließen Sie sie erst dann, wenn Sie solche Anzeichen nicht mehr spüren.

Das A und O: die richtige Atmung

Entspannt in den Bauch atmen

Was heißt richtig atmen? Richtig bedeutet in diesem Falle entspannt. Entspannt atmen Sie nur, wenn Sie in den Bauch atmen. Selbst wenn Sie das Buch im Moment nur lesen, können Sie die Bauchatmung ausprobieren, denn sie ist schon der erste Schritt zur Entspannung.

- Legen Sie eine Hand auf Ihren Bauch, den Daumen etwa in Höhe des Bauchnabels (Foto (1) Seite 19). Schließen Sie die Augen. Atmen Sie jetzt tief ein. Dabei sollte sich Ihr Bauch,

dort wo Ihre Hand liegt, leicht heben. Ihre Schultern und Ihr Brustkorb sollten sich nicht bewegen. Atmen Sie wieder aus: Der Bauch senkt sich (2).
Sie können diese Atembewegung besser nachvollziehen, wenn Sie wissen, daß sich das Zwerchfell in einem Bogen über dem Magen wölbt.

Zwerchfell und Atem

Beim Einatmen zieht es sich zusammen und drückt den Magen nach unten, der Bauch wölbt sich vor. Durch den entstehenden Sog strömt Atemluft in unsere Lungen.
Wir atmen nur entspannt, wenn wir allein durch das Absenken des Zwerchfells den Lungenraum erweitern.
Beim Ausatmen wölbt sich das Zwerchfell wieder nach oben, die Luft entweicht aus den Lungen, der Bauch senkt sich.
Nehmen Sie sich Zeit, diese entspannte Weise des Atmens zuzulassen: Es ist die Art der Atmung, die der Körper selbständig (autonom) steuert, wenn wir schlafen, gut entspannt sind oder im Ruhezustand unwillkürlich atmen.
Nach einer körperlichen Anstrengung (wie dem starken Anspannen der Muskeln) werden Sie unwillkürlich einen tiefen Atemzug machen oder deutlich ausatmen. Das dabei entstehende Atemgeräusch

Das Atemgeräusch zulassen

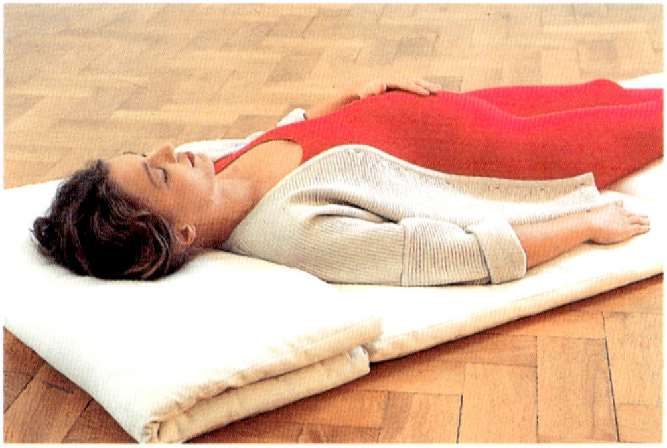

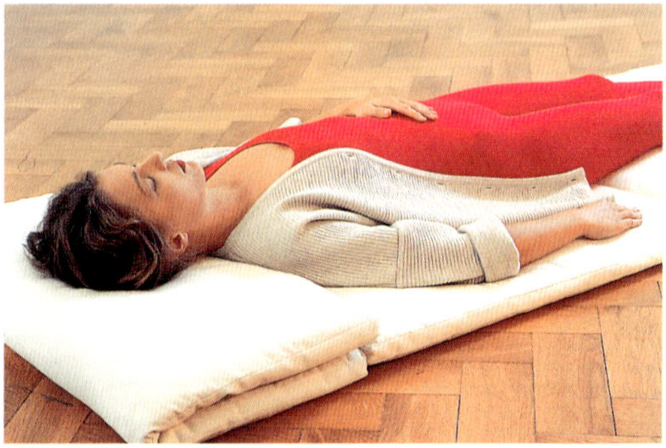

ist wichtig. Sie sollten es nicht unterdrücken, denn Sie würden damit eine weitere Entspannung verhindern.

Richtig atmen (1), (2)

Beginnen Sie Ihr Training stets mit dieser Übung.
Fällt Ihnen diese Atemweise schwer, starten Sie mit folgender Übung:

- Wölben Sie Ihren Bauch beim Einatmen so weit vor, wie Ihnen dies ohne Anstrengung möglich ist (1). Atmen Sie dann wieder aus, der Bauch senkt sich (2). Danach atmen Sie normal weiter.

Entspannter Körper – entspannte Seele

Damit das folgende Entspannungsprogramm zum Erfolg führt, hier einige Grundregeln, die Sie beachten sollten:

- Die Übungen werden alle im Liegen durchgeführt (Foto). Sie brauchen also eine weiche Unterlage (Seite 18).

Die Bewegung ausprobieren

- Bevor Sie beginnen, lesen Sie die Übungsanleitungen bitte genau durch. Probieren Sie die beschriebene Bewegung immer zuerst aus.
- Stellen Sie fest, ob Sie in den Bauch atmen (Seite 18).
- Schließen Sie die Augen.
- Spannen Sie an. Halten Sie die Spannung, je nach körperlicher Verfassung, zwei bis vier Sekunden aufrecht. Wenn Sie mit der Muskelentspannung beginnen und auch keinen Sport treiben, genügt vorerst eine Anspannzeit von zwei Sekunden. Verlängern Sie die Sequenzen mit zunehmender Übung.
- Lösen Sie die Spannung stets abrupt. Nehmen Sie die Spannung wirklich ruckartig zurück – so, als würden Sie mit einem Schlag all Ihre Kraft verlieren.

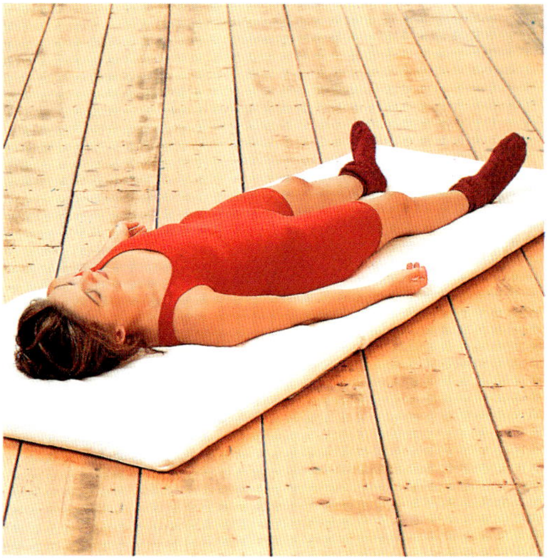

Übungshaltung

- Spüren Sie Ihren körperlichen Reaktionen dann etwa zwei Minuten nach. Denken Sie dabei so wenig wie möglich. Diese Nachspürphase ist von großer Bedeutung. Sie sollte niemals entfallen, kann aber mit der Zeit, also bei zunehmender Erfahrung, auf etwa 30 Sekunden verkürzt werden.
- Wiederholen Sie jede Übung einmal.
- Absolvieren Sie das gesamte Programm regelmäßig, am besten täglich, mindestens aber dreimal pro Woche.

Bitte beachten Sie

Sollten Sie bei einer der Übungen Schmerzen bekommen, lösen Sie die Spannung sofort. Versuchen Sie die Übung dann mit reduzierter Kraft noch einmal.
Lassen die Schmerzen nicht nach, suchen Sie bitte einen Arzt auf – nur er kann feststellen, ob eine körperliche Ursache vorliegt.

Die Füße entspannen

Unsere Füße sind stark vernachlässigte Körperteile, und die meisten von Ihnen werden bei den folgenden Übung spüren, wie wenig beweglich ihre Zehen sind. Für den Entspannungseffekt spielt dies zum Glück überhaupt keine Rolle. Legen Sie sich also entspannt auf den Rücken und beginnen Sie.

Mit beiden Füßen üben

Die Übungen werden mit beiden Füßen gleichzeitig durchgeführt.

Zehenfaust

Stellen Sie sich vor, Sie müßten Ihre Füße zur Faust ballen: Biegen Sie Ihre Zehen so weit Sie können zu den Fußsohlen hin. Versuchen Sie die Bewegung: Öffnen und schließen Sie die Zehenfaust zweimal. Verstärken Sie dabei die Muskelkraft, mit der Sie die Zehen zur Fußsohle biegen. Wenn Ihnen die Bewegung klar ist, können Sie mit der Übung beginnen.

▶ Spannen Sie Ihre Zehen so fest an, wie Sie können (Foto). Wenn die Füße dabei ein wenig zittern sollten, ist das ein gutes Zeichen, denn dies geschieht nur dann, wenn Sie Ihre Muskeln wirklich mit aller Kraft anspannen.

Zehenfaust

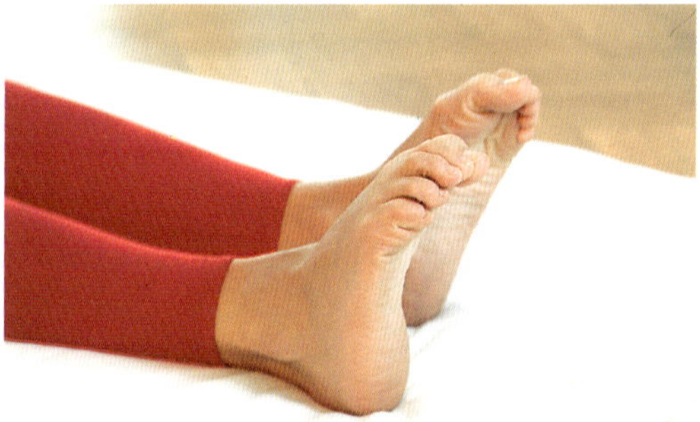

Halten Sie die Spannung zwei bis vier Sekunden.

- Sollten Sie Schmerzen spüren, nehmen Sie die Spannung selbstverständlich sofort zurück.
- Beginnen Sie die Übung dann mit halber Kraft neu. Spannen Sie zwei bis vier Sekunden an.
- Lösen Sie die Spannung abrupt.
- Sie liegen entspannt, die Augen geschlossen, und spüren, wie die Spannung nachläßt.

Entspannter Körper – entspannte Seele

● Richten Sie Ihre Aufmerksamkeit für einen Moment nur auf Ihren Körper.
Spüren Sie Ihren Atembewegungen nach.
Denken Sie jetzt möglichst wenig. Drängt sich ein Gedanke auf, dann nehmen Sie ihn ohne Widerstand an und verabschieden sich gleichzeitig von ihm: »Ich komme später wieder auf diesen Gedanken zurück, wenn er wirklich von Bedeutung sein sollte.«
● Wiederholen Sie die Übung nach zwei Minuten.

Die Zehen spreizen

Die Zehen spreizen

Sie ziehen Ihre Zehen in Richtung Fußrücken und spreizen sie auseinander. Es ist egal, wie hoch Sie dabei kommen, und wie weit Sie die Zehen spreizen können. Versuchen Sie diese Bewegung erst zwei- oder dreimal ohne große Anstrengung.

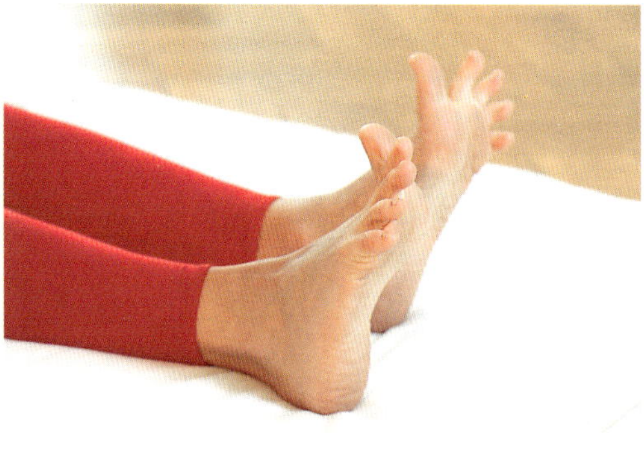

▶ Dann heben Sie Ihre Zehen an und spreizen sie, mit viel Kraft, so weit Sie können (Foto). Halten Sie diese Spannung für zwei bis vier Sekunden.
● Nehmen Sie dann die Spannung ruckartig zurück, wie Sie es bei der Zehenfaust schon getan haben.
● Richten Sie Ihre ganze Aufmerksamkeit auf die nachlassende Muskelspannung in Fuß und Unterschenkel. In diesem Fall ist die Entspannung besonders deutlich zu spüren, denn die Zehenmuskeln werden selten so stark beansprucht. Versuchen Sie, so wenig wie möglich zu denken.
● Wiederholen Sie die Übung nach zwei Minuten einmal.

Zwei Minuten nachspüren

Zur Erinnerung: Wenn Sie mit der Muskelrelaxation erst beginnen, sollte sich die Zeit des Nachspürens über zwei Minuten erstrecken. Mit zunehmender Praxis kann sie bis auf 30 Sekunden verkürzt werden. Je öfter Sie üben, desto sensibler werden Sie für die Abläufe in Ihrem Körper.

Die Füße »spitzen«

Die Möglichkeiten, die Fußmuskulatur anzuspannen, sind mit den Zehenübungen noch nicht erschöpft. Bei der folgen-

den Übung »spitzen« Sie Ihre Füße, das heißt, Sie versuchen, die Füße so zu strecken, als wollten Sie sich auf einen Spitzentanz vorbereiten.
Der Fuß bildet dabei eine Linie mit dem ausgestreckten Bein. Probieren Sie diese Bewegung des Fußes einige Male kurz aus – ohne besondere Anspannung.

Die Füße »spitzen«

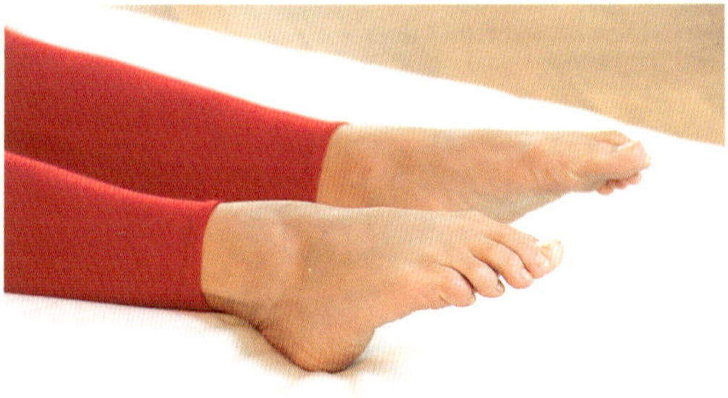

▶ Führen Sie nun die Bewegung mit aller Kraft aus. Halten Sie den Fuß zwei bis vier Sekunden in dieser Position (Foto).
- Nehmen Sie die Spannung dann abrupt zurück und spüren Sie die nachlassende Muskelspannung in Ihren Füßen und Wadenmuskeln.
- Wiederholen Sie die Übung einmal.

Sicher haben Sie festgestellt, daß nicht nur der Fuß gespannt wird, sondern auch die Zehen- und die Oberschenkelmuskulatur unwillkürlich mit angespannt werden. Das ist richtig so, denn einen einzelnen Muskel zu spannen ist schwierig, und es spielt für die Progressive Realxation keine Rolle: Wird nämlich ein einzelner Muskel angespannt, kann dies nur mit reduzierter Kraft geschehen – der erzielte Entspannungseffekt ist dann entsprechend geringer. Weil es so wichtig ist, möchte ich es hervorheben:

■ Wenn wir einen Muskel anspannen, wird stets auch die Nachbarmuskulatur mit angesprochen. Dieser Effekt ist erwünscht, denn er erhöht die Entspannung.

Die Zehen hochziehen

Versuchen Sie, den großen Zeh Richtung Knie zu recken, die Ferse bleibt fest auf der Unterlage liegen. Der Winkel zwischen Fußrücken und Schienbein wird kleiner.

Die Zehen hochziehen

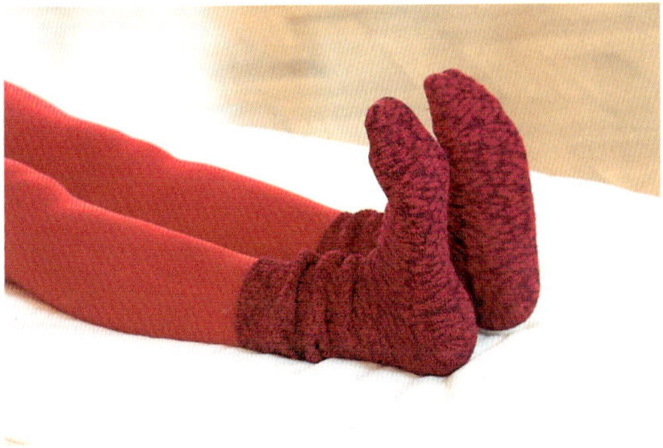

Führen Sie die Bewegung einige Male ohne Anstrengung aus.

▶ Wenn Ihnen die Bewegung klar ist, richten Sie die Fußspitzen zu den Knien (Foto Seite 23). Spannen Sie mit aller Kraft für zwei bis vier Sekunden an.
- Lösen Sie dann die Anspannung mit einem Ruck.
- Spüren Sie etwa zwei Minuten nach, versuchen Sie dabei möglichst wenig zu denken.
- Wiederholen Sie die Übung einmal.

Die Wadenmuskeln werden gedehnt

Sie werden bei dieser Übung wahrscheinlich ein Ziehen in der Wadenmuskulatur spüren. Es entsteht durch die ungewöhnliche Dehnung der Wadenmuskeln (Seite 14). Dieses Ziehen ist ein gutes Signal, es zeigt: die Muskeln nehmen die Dehnung an. Bei Wadenkrämpfen ist diese Übung die beste Vorbeugung.

Die Beine entspannen

Für die folgenden Übungen ist es absolut notwendig, daß Sie auf einer weichen Unterlage liegen. Denn wenn Sie die Spannung abrupt lösen, und das Bein oder der Fuß dabei auf eine harte Unterlage fällt, können Sie sich ernsthafte Verletzungen zuziehen.

Unterschenkel spannen

Bei den Unterschenkeln werden die Schienbein- und die Wadenmuskeln getrennt gespannt.

Das Schienbein spannen

Versuchen Sie, die Fersen leicht vom Boden zu heben, die Oberschenkel bleiben dabei fest auf der Unterlage. Drücken Sie die Knie durch.

Eine kleine Bewegung

Unsere Anatomie erlaubt hier nur einen kleinen Hub (Bewegungsradius).
Nach einigen Versuchen – ohne große Anspannung – machen Sie die Übung.

▶ Heben Sie die Ferse mit aller Kraft an, der Oberschenkel bleibt auf der Unterlage liegen. Halten Sie diese Spannung für zwei bis vier Sekunden. Wenn Sie können, steigern Sie in dieser Zeit die aufgewandte Kraft noch ein wenig.
- Dann lassen Sie die Ferse plötzlich fallen.
- Spüren Sie zwei Minuten Ihren körperlichen Reaktionen nach.
- Wiederholen Sie diese Übung einmal.

Spannung immer ruckartig lösen

Zur Erinnerung: Der Effekt der fortschreitenden Entspannung eines Muskels, ist mit dem plötzlichen Nachlassen der Muskelspannung gekoppelt. Läßt die Spannung im Muskel nur langsam nach, wird in der Regel keine Lockerung des Muskels, damit aber auch keine Gesamtentspannung erreicht. Wenn Ihr Fuß also spürbar auf die Unterlage fällt, dann haben Sie die Spannung ruckartig gelöst und damit die Voraussetzung für eine gute Entspannung geschaffen. Denken Sie bitte daran: Die Pausen nach dem Anspannen sind die entscheidenden Phasen. In dieser Zeit sinkt der Muskeltonus unter die jeweilige Ausgangsgröße, Ihre körperliche Entspannung wirkt weiter und macht so die seelische Entspannung möglich.

Die Waden spannen

Die Ferse wird auf die Unterlage gedrückt, der Oberschenkel bleibt auf der Unterlage liegen. Probieren Sie die Übung, wie immer, erst einmal ohne besonders große Anstrengung.

▶ Drücken Sie dann die Ferse mit aller Kraft gegen den Untergrund. Halten Sie die Spannung für zwei bis vier Sekunden.

- Dann lösen Sie sie ruckartig.
- Richten Sie Ihre ganze Aufmerksamkeit für zwei Minuten nach innen.
- Wiederholen Sie die Übung.

Hilfen bei Wadenkrämpfen

Der Wadenmuskel ist ein großer starker Muskel. Er hebt Ihr gesamtes Körpergewicht, wann immer Sie einen Schritt tun. Und er ist empfindlich: Viele Menschen neigen zu Wadenkrämpfen.

Folgende Übungen können bei Wadenkrämpfen helfen:

- Ziehen Sie Zehen und Fußrücken Richtung Schienbein, bis Sie ein leichtes Ziehen in den Waden spüren. Die Ferse bleibt auf der Unterlage liegen. Halten Sie diese Position etwa zehn Sekunden. Schütteln Sie die Wadenmuskeln aus und wiederholen Sie die Übung.
- Für folgende Übung müssen Sie aufstehen: Stellen Sie sich einen knappen Meter von einer Wand entfernt hin, das Gesicht zur Wand. Lassen Sie sich mit gestreckten Armen gegen die Wand fallen. Beugen Sie nun langsam die Arme – die Fersen bleiben dabei auf dem Boden –, bis Sie ein Ziehen in den Waden spüren. Halten Sie diese Position etwa zehn Sekunden. Schütteln Sie die Wadenmuskeln aus und wiederholen Sie die Übung. Wenn die Krämpfe dennoch nicht nachlassen, überspringen Sie die Wadenmuskulatur bei Ihrer Relaxation. Suchen Sie einen Arzt auf.

Wenn Sie also während des starken Anspannens einen deutlichen Schmerz in einer Wade spüren, nehmen Sie die Spannung sofort zurück, schütteln Sie den Muskel aus. Machen Sie dann die Übungen gegen Wadenkrämpfe (Seite 25).

Die Oberschenkel spannen

Es ist schwierig, Ober- und Unterschenkelmuskeln getrennt anzuspannen. Sie werden bei den vorhergehenden Übungen bemerkt haben, daß eine Anspannung der Schienbeinmuskulatur ohne Anspannung der Oberschenkel nicht möglich ist. Dennoch ist es sinnvoll, die Übungsvorgaben genau einzuhalten. So stellen Sie sicher, daß bei den einzelnen Übungen jeweils unterschiedliche Muskelgruppen besonders gefordert werden.

Übungsvorgaben einhalten

Oberschenkel-Oberseite

Die Anspannung der Oberschenkel-Oberseite ist denkbar einfach:
Drücken Sie die Knie durch. Heben Sie Ihre Beine etwa handbreit vom Boden ab. Versuchen Sie die Übung wie gewohnt zuerst ein- oder zweimal ohne großen Kraftaufwand.

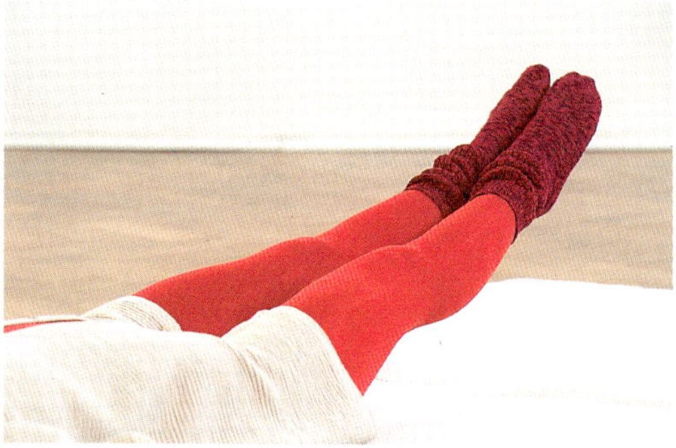

Oberschenkel-Oberseite spannen

▶ Dann spannen Sie die Muskeln zwei bis vier Sekunden mit aller Kraft (Foto). Versuchen Sie während dieser Zeit, für kurze Momente die Anspannung noch zu verstärken.

- Lassen Sie jetzt Ihre Beine plötzlich auf die Unterlage fallen: Dies ist die sicherste Methode, die Anspannung wirklich auf einen Schlag zu lösen.
- Spüren Sie – wie immer – etwa zwei Minuten nach.
- Wiederholen Sie die Anspannung der Oberseite des Oberschenkels noch einmal und beenden Sie diese Sequenz wieder mit einer langen Phase des Nachspürens.

Wenn Sie einen so großen Muskel wie den Oberschenkelmuskel anspannen und wieder lösen, werden dadurch eine Fülle körperlicher Reaktionen und Empfindungen angeregt. Lassen Sie sich Zeit, diese Reaktionen und Empfindungen zu erfahren: Vielleicht spüren Sie ein Kribbeln in den Muskeln oder ganz leichte Zuckungen. Die Anstrengung hat Ihren Atem beschleunigt – jetzt erleben Sie, wie er sich langsam wieder normalisiert.

Der Körper wird schwerer

Sie können wahrnehmen, wie der Körper durch die fortschreitende Entspannung schwerer wird, und Sie haben den Eindruck, als würde seine Auflagefläche dadurch langsam größer.

Oberschenkel-Unterseite

Auch hier wird die Anspannung des Muskels durch eine kleine Bewegung erzeugt.
Drücken Sie die Knie durch, pressen Sie die Waden gegen den Boden.

- Wenn Sie extrem schlank sind, kann es sein, daß Sie den Boden mit den Waden nicht berühren können. Legen Sie in diesem Fall ein entsprechend dickes und großes Polster unter Ihre Unterschenkel.
- Wenn Sie bei dieser Übung Ihre Hände um die Unterseiten Ihrer Oberschenkel legen, dann können Sie die Spannung der Muskeln deutlich spüren. Bei Ihren ersten Versuchen mit der Progressiven Relaxation sollten Sie diese Erfahrung auf jeden Fall suchen.

▶ Spannen Sie jetzt die Muskulatur der Unterseite des Oberschenkels mit aller Kraft an. Halten Sie diese Spannung für zwei bis vier Sekunden.

- Lösen Sie die Spannung dann wieder abrupt.
- Richten Sie Ihre Aufmerksamkeit auf die Prozesse in Ihrem Körper.

Das Becken entspannen

Im Beckenbereich befinden sich zahlreiche kleine Muskeln, die selten bewußt angespannt werden. Sie werden bei den beiden Übungen zur Beckenentspannung angesprochen.

Kleine Muskeln werden angespannt

Den Gesäßmuskel anspannen

Der Glutaeus maximus, der große Gesäßmuskel, ist unser größter Muskel. Wenn Sie die Pobacken zusammenkneifen, spannen Sie diesen Muskel automatisch an.
Im Liegen können Sie diese Anspannung besonders deutlich spüren, denn hierbei wird das Becken angehoben – je stärker die Spannung, desto höher hebt das Becken sich von der Unterlage.

Entspannter Körper – entspannte Seele

Probieren Sie es aus. Wahrscheinlich haben Sie gleich gewußt, wie Sie anspannen müssen. Deshalb können Sie ohne weitere Vorbereitung an die Relaxationssequenz gehen.

▶ Spannen Sie Ihre Gesäßmuskeln so kräftig an wie Sie können. Halten Sie diese Spannung für zwei bis vier Sekunden.

- Lösen Sie die Spannung dann plötzlich.
- Spüren Sie zwei Minuten nach.
- Wiederholen Sie die Übung.

Die Gefühle genießen

Im Beckenbereich ist ein weites Spektrum körperlicher Wahrnehmungen möglich. Sie werden Wärme empfinden und kleine autonome Muskelkontraktionen im gesamten Beckenbereich spüren. Dieses Zusammenziehen der Muskeln entsteht, weil der Beckenraum viele kleine Muskelpartien birgt, die selten bewußt angespannt werden. Durch die starke, anhaltende Spannung des Gesäßmuskels werden auch diese Muskeln angeregt. Sie reagieren häufig durch spontane Nachkontraktionen oder durch ein leichtes, oft wohliges Vibrieren. Lassen Sie die Gefühle zu und genießen Sie die ungewohnten Empfindungen.

Die Beckenbodenmuskeln anspannen

Die Muskulatur des Beckenbodens kontrolliert die Schließmuskeln von Darm und Blase, und sie beeinflußt die Sexualität. Auch bei Angst oder großem Wohlbehagen wird sie angesprochen. Fast jedes Gefühl, das wir erleben, ob Freude, Trauer, Wut, Schmerz, zeigt eine Resonanz, eine Spannung, im Bereich des Beckens. Ich nenne diese Region deshalb den animalischen Kontrapunkt zu unserem Kopf.

Die Schließmuskeln von Darm und Blase anspannen

Beginnen Sie damit, den Schließmuskel von Blase und Darm kurz anzuspannen, so als wollten Sie Wasser und Stuhlgang zurückhalten. Möglicherweise spüren Sie, daß bei dieser Anspannung auch die Muskulatur von Scheide oder Penis angesprochen wird. Das wäre gut, denn Sie sollen ja den gesamten Bereich des inneren Beckens anspannen, und diese Muskeln gehören dazu. Ein häufiger Fehler bei dieser Übung: der Bauch oder das Gesäß wird mit angespannt. Legen Sie die Hände auf Ihren Bauch – Sie spüren, ob die Bauchmuskeln angespannt werden. Legen Sie dann die Hände unter Ihren Po und prüfen Sie, ob Sie die Gesäßmuskeln anspannen.

▶ Spannen Sie nun den Beckenboden fest an.
- Lösen Sie die Spannung nach zwei bis vier Sekunden mit einem Ruck.
- Halten Sie mindestens einen Zeitraum von zwei Minuten für die Phase des Nachspürens und -erlebens ein.
- Wiederholen Sie die Übung.

Die Anspannung der Beckenbodenmuskulatur ist eine zarte Angelegenheit. Oft läßt sich eine starke Spannung nur für einen kurzen Moment aufrechterhalten. Das Anspannen ähnelt einem Auf und Ab kleiner Muskelkontraktionen oder einem unregelmäßigen Vibrieren. Dieses »Zittern« ist für einen Anfänger ein gutes Zeichen dafür, daß er richtig anspannt.

»Zittern« ist ein gutes Zeichen

Die Progressive Relaxation ist für diesen Bereich des Körpers ein ungewohntes Muskeltraining. Nach einiger Übung spüren Sie, wie im Beckenboden die Kraft Ihrer Anspannung deutlich zunimmt. Sie können so den Blasenschließmuskel stärken und die sexuelle Erlebnisfähigkeit positiv beeinflussen. Es sollte Sie deshalb nicht verwundern, wenn bei der Anspannung des Beckenbodens auch lustvolle Gefühle ins Spiel kommen.

Den Bauch entspannen

Eine mögliche Begleiterscheinung der folgenden Übungen sind Darmwinde, denn sie unterstützen die Peristaltik (die unwillkürlichen Muskelbewegungen des Darms). Dies kann zu Blähungen führen. Unterdrücken Sie in einem solchen Fall möglichst nicht das Entweichen der Luft aus dem Darm – Sie würden sich verspannen und damit die Gesamtentspannung negativ beeinflussen.

Den Bauch vorwölben

Die Bauchanspannung beginnt mit dem Vorwölben des Bauches: Versuchen Sie Ihren Bauch so weit herauszustrecken, wie Sie können (Foto). Schämen Sie sich bitte nicht wegen Ihrer »schlechten Figur«, in aller Regel sieht Sie ja niemand.

Den Bauch vorwölben

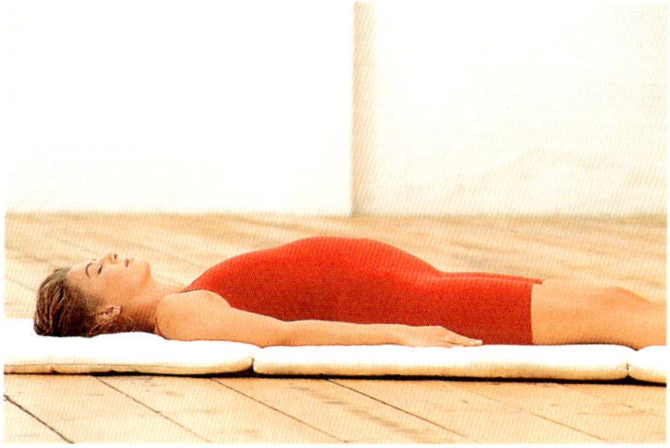

Entspannter Körper – entspannte Seele

▶ Wölben Sie den Bauch mit aller Kraft nach vorn (Foto Seite 29), und halten Sie diese Spannung zwei bis vier Sekunden lang.
- Lösen Sie dann abrupt die Spannung.
- Spüren Sie zwei Minuten nach. Oft kommt es zu gluckernden oder klopfenden Geräuschen in Magen oder Darm, dies ist vollkommen normal.
- Wiederholen Sie die Übung einmal.

Den Bauch einziehen

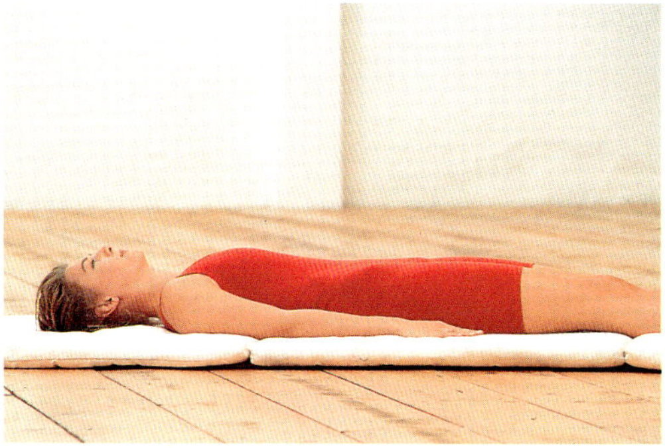

Den Bauch einziehen

Ziehen Sie Ihren Bauch wie ein Bodybuilder beim Posing nach innen. Falls Ihnen dieses starke Nach-innen-Ziehen unangenehm ist, spannen Sie bitte nur Ihre Bauchmuskeln an.

▶ Spannen Sie Ihren Bauch kräftig nach innen (Foto), und halten Sie die Spannung für zwei bis vier Sekunden aufrecht.
- Dann lassen Sie – wie immer – plötzlich los.
- Richten Sie Ihre Wahrnehmung auf die Reaktionen in Ihrem Körper. Auch jetzt kommt es möglicherweise zu Geräuschen im Darm, die deutlich zeigen, daß Sie sich entspannen.
- Wiederholen Sie die Übung einmal.

Den Rücken entspannen

Die Rückenmuskulatur stärken

Der Rücken ist eine ebenso stark beanspruchte wie vernachlässigte Körperregion.
Nicht ohne Grund bieten die meisten Krankenkassen ihren Mitgliedern sogenannte Rückenschulen an, in denen die Teilnehmer lernen, wie sie ihre Rückenmuskulatur stärken können und wie sie sich im Alltag »rückengerecht« verhalten.

Bitte beachten Sie

Sie können mit den Übungen nur beginnen, wenn Ihr Rücken gesund ist. Bei chronischen oder häufig spontan auftretenden Rückenschmerzen sowie bei Ausstrahlungsschmerzen in Arme oder Beine sollten Sie einen Arzt aufsuchen. Nur er kann feststellen, ob Ihr Rücken ernsthaft geschädigt ist.

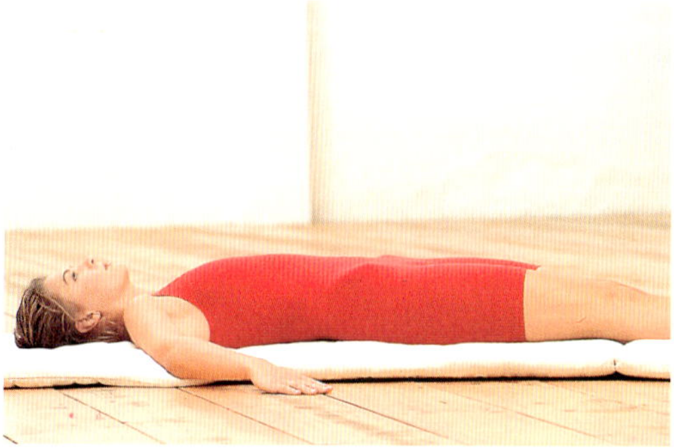

Ausgangshaltung zur Rückenentspannung

- Spontan auftretende Rückenschmerzen sind oft das Ergebnis ungewohnter körperlicher Anstrengung bei unzureichend trainierter Rückenmuskulatur.
- Auch die meisten chronischen Rückenschmerzen entstehen ursächlich durch mangelndes Training der Rückenmuskulatur. Bei vielen langanhaltenden chronischen Rückenschmerzen hat sich ein körperlicher Schaden ausgebildet. Dieser Schaden erlaubt in vielen Fällen nur noch eine schonende Förderung der Muskulatur des Rückens. Zum Beispiel ist ein abgenutzter Wirbelzwischenkörper (Bandscheibe) eine irreparable Schädigung. Ob Sie an einer ähnlichen Abnutzung leiden, kann nur ein Arzt feststellen.
- Auf einen körperlich geschädigten Rücken sollten nur reduzierte Kräfte einwirken. Das Training der Rückenmuskulatur bedarf dann heilgymnastischer Unterstützung.

Buckeln

Drücken Sie die Mitte des Rückens gegen die Unterlage. Becken und Schultern dürfen sich dabei vom Boden heben. Probieren Sie die Bewegung einmal aus.

Bitte beachten Sie

Sollten Sie dabei Schmerzen im Bein spüren, ist möglicherweise Ihr Ichiasnerv angegriffen; Sie müssen die Übung dann sofort abbrechen.

Machen Sie die Übung wie gewohnt:

▶ Spannen Sie die Muskeln zwei bis vier Sekunden mit aller Kraft an (Foto unten).
- Lösen Sie die Spannung abrupt.
- Spüren Sie etwa zwei Minuten nach.
- Dann wiederholen Sie die Übung einmal.

Buckeln

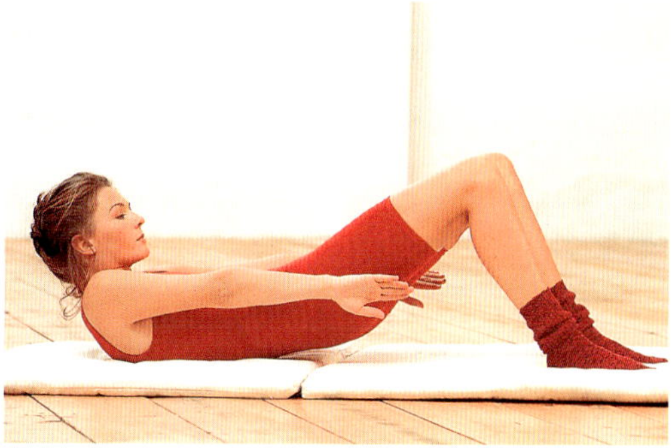

Hohlkreuz

Heben Sie die Mitte des Rückens so weit Sie können von der Unterlage. Schultern und Becken bleiben dabei auf der Unterlage liegen.
Diese Übung ist sicher die anstrengendste des ganzen Basisprogramms. Beginnen Sie deshalb vorsichtig: Heben Sie Ihren Rücken nur so weit an, wie es für Sie angenehm ist. Es genügt, ihn nur leicht durchzubiegen.

▶ Spannen Sie jetzt den Rücken, wie immer, mit Ihrer ganzen Energie zum Hohlkreuz (Foto). Halten Sie diese Spannung zwei bis vier Sekunden.
- Nehmen Sie dann alle Spannung mit einem Schlag zurück. Sie sollten das Auftreffen des Rückens auf der Unterlage deutlich wahrnehmen, wie einen kleinen Stoß.

Hohlkreuz

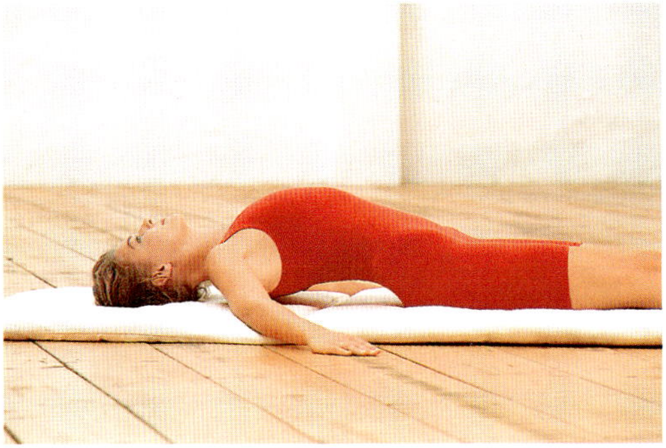

- Sie spüren die nachlassende Muskelspannung: Sie sinkt über einen Zeitraum von zwei Minuten beständig ab. Der Herzschlag wird langsamer, die Muskeln fühlen sich schwerer an. Vielleicht haben Sie den Eindruck, Sie würden in die Unterlage einsinken. Solche Empfindungen helfen entscheidend, die Entspannung zu vertiefen. Richten Sie deshalb bitte Ihre Aufmerksamkeit auf diese Veränderungen.
- Wiederholen Sie die Übung einmal.

Den Brustraum entspannen

Bitte beachten Sie

Wenn Sie an Asthma leiden, sollten Sie diese Übung nicht durchführen.

Weiten Sie den Oberkörper so stark, wie es ohne unangenehme Empfindung möglich ist. Das klappt leicht, wenn Sie (ausnahmsweise) tief in den Brustraum atmen.
Halten Sie dabei die Schultern gerade, die Wirbelsäule bleibt auf der Unterlage liegen.
Ist Ihnen die Bewegung klar, dann spannen Sie an:

Tief in den Brustraum atmen

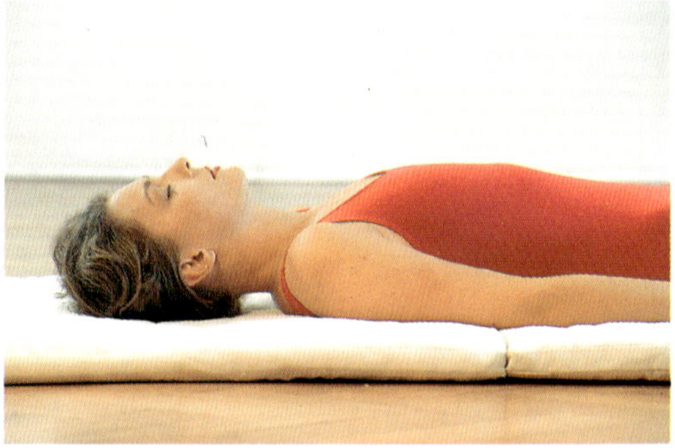

Den Brustraum entspannen

▶ Holen Sie tief Luft und weiten Sie den Oberkörper (Foto oben). Halten Sie diese Spannung zwei bis vier Sekunden. Atmen Sie so lange nicht.
- Lösen Sie die Spannung abrupt und atmen Sie dabei hörbar aus.
- Spüren Sie zwei Minuten nach.
- Wiederholen Sie die Übung einmal.

Die Schultern entspannen

Die Schultern lassen sich in drei Richtungen spannen: nach vorn, nach hinten und nach oben. Beginnen Sie stets mit der Schulterspannung nach vorn.

Die Schultern nach vorn spannen

Ziehen Sie Ihre Schultern vor Ihre Brust, so weit dies möglich ist. Die Schultern sollten dabei nicht zu den Ohren gezogen werden. Diese Bewegung ist etwas ungewöhnlich, und viele Menschen können sie nur mit sehr wenig Kraft ausführen. Die Entspannung klappt trotzdem.

Die Schultern nach vorn spannen

▶ Wenn Sie wissen, welche Bewegung notwendig ist, spannen Sie Ihre Schultern mit aller Kraft nach vorn (Foto unten). Halten Sie die Spannung zwei bis vier Sekunden.
- Nehmen Sie sie dann ruckartig zurück.
- Spüren Sie nach.
- Wiederholen Sie die Übung nach zwei Minuten einmal.

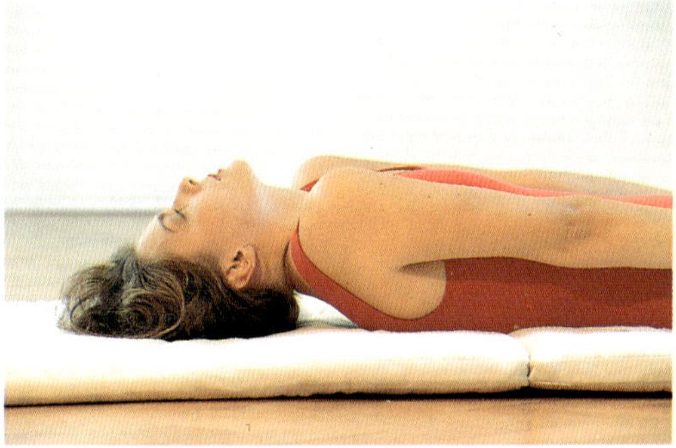

Im Brustraum und im angrenzenden Nackenbereich verlaufen viele kleinere Muskelstränge. Diese Muskeln vermitteln oft ein Wärmegefühl, wenn sie angespannt wurden. Vielleicht können Sie dies in der Nachspürphase wahrnehmen.

Entspannter Körper – entspannte Seele

Die Schultern nach hinten spannen

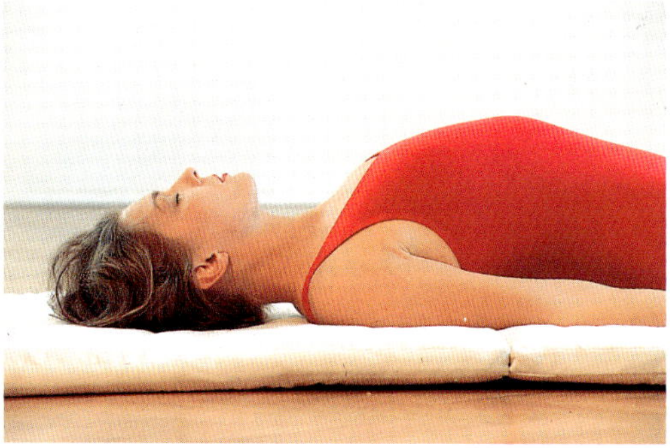

Die Schultern nach hinten spannen

Versuchen Sie die Schulterblätter im Rücken zusammenzuziehen, allerdings ohne dabei die Schultern nach oben zu den Ohren zu heben. Durch diese Bewegung wird der Oberkörper von der Unterlage abgehoben.

▶ Ziehen Sie Ihre Schulterblätter im Rücken kräftig zusammen (Foto oben), und halten Sie die Spannung für zwei bis vier Sekunden.

- Nehmen Sie die Spannung dann mit einem Ruck zurück. Fühlen Sie, wie Ihre obere Wirbelsäule deutlich auf die Unterlage »fällt«.
- Nehmen Sie sich zwei Minuten Zeit zum Nachspüren: Empfinden Sie die Wärme der Muskeln?
- Wiederholen Sie die Übung einmal.

Die Schultern zu den Ohren spannen

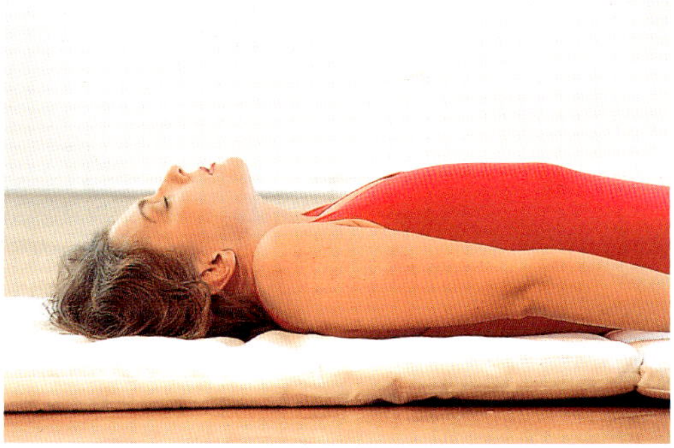

Die Schultern zu den Ohren spannen

Jetzt versuchen Sie, die Schultern zu den Ohren zu heben. Ziehen Sie die Schultern so hoch Sie können.

▶ Wenn Ihnen die Bewegung klar ist, ziehen Sie die Schultern kräftig hoch bis zu den Ohren (Foto oben). Halten Sie die Spannung zwei bis vier Sekunden, verstärken Sie während dieser Zeit die Spannung.

- Lassen Sie die Schultern dann mit einem Ruck fallen.
- Nehmen Sie sich zwei Minuten Zeit zum Nachspüren.
- Die Schultern sind bei Streß sehr häufig gespannt, es ist deshalb sinnvoll, diese Übung zwei- oder dreimal zu wiederholen.

Wahrscheinlich bemerken Sie schon beim zweiten Mal, wie wohltuend die Entspannung zunimmt.

Die Arme entspannen

Oberarme und Unterarme werden getrennt angespannt.

Die Oberarme spannen

Sie haben sicher schon einmal die imposanten Bizepskugeln auf den Oberarmen von Bodybuildern gesehen. Probieren Sie aus, wie stark Sie Ihren Bizeps spannen können. Seien Sie aber nicht enttäuscht, wenn er weniger hart wird als erwartet. Nur gut trainierte Menschen haben harte Muskeln.

Die Oberarme spannen

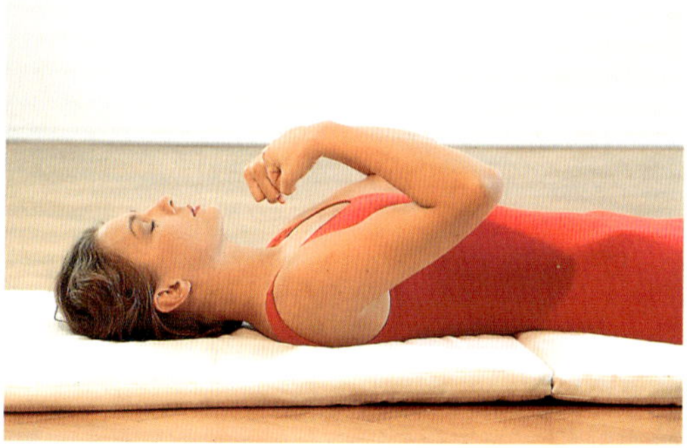

▶ Ballen Sie Ihre Hände zu Fäusten. Ziehen Sie die Fäuste gegen die Oberarme (Foto). Spannen Sie dabei Ihre Oberarmmuskeln zwei bis vier Sekunden an.

- Lassen Sie die Arme dann wieder auf die Unterlage fallen.
- Spüren Sie den Empfindungen in Ihren Armen nach. Nehmen Sie sich dafür zwei Minuten Zeit.
- Wiederholen Sie die Übung.

Die Unterarme spannen

Ballen Sie Ihre Hände zu Fäusten und winkeln Sie diese gegen Ihre Unterarme. Probieren Sie die Bewegung aus.

▶ Geben Sie dann all Ihre Kraft in diese Spannung. Halten Sie die Spannung für zwei bis vier Sekunden, vielleicht zittern Ihre Arme dabei etwas.

- Lassen Sie die Arme mit einem Ruck auf die Unterlage fallen.
- Spüren Sie nach: Registrieren Sie das leichte Vibrieren in der Muskulatur und das Schwerer-Werden der Arme.
- Wiederholen Sie die Übung.

Das Gesicht entspannen

Das hört sich schwierig an, ist aber kinderleicht.

Grimassen schneiden

Spannen Sie Ihre Gesichtsmuskeln an, indem Sie Grimassen schneiden: Ziehen Sie die Augenbrauen zusammen, knei-

Entspannter Körper – entspannte Seele

Das Gesicht entspannen: Die Nase krausen

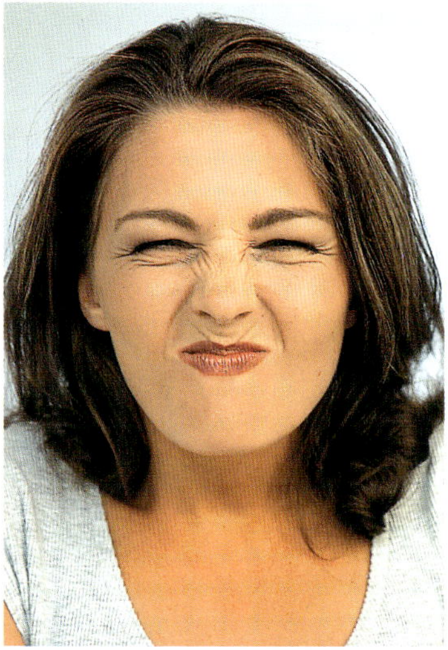

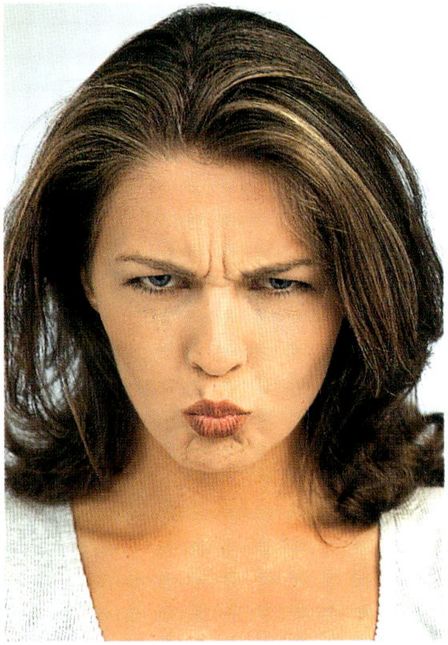

Die Stirn in Falten legen

Die Zähne blecken

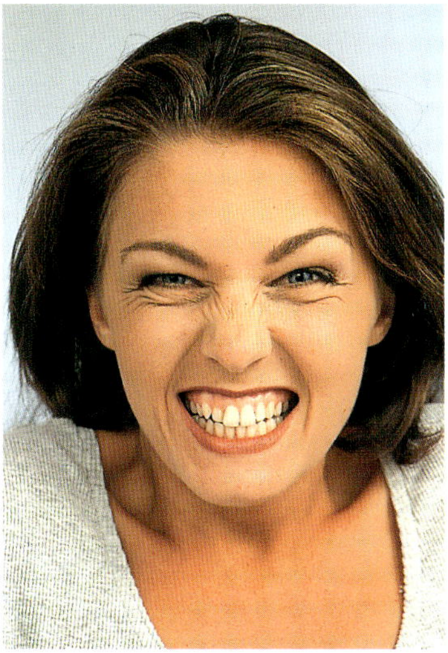

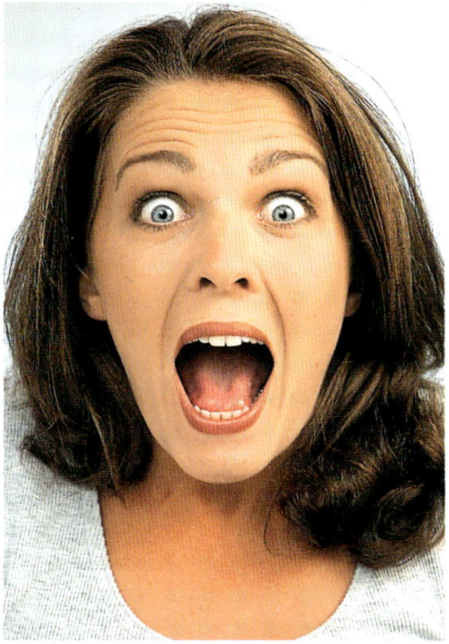

Augen und Mund weit aufreißen

fen Sie die Augen zu, verziehen Sie den Mund. Kräuseln Sie die Nase. Schieben Sie die Backen hoch. – Es gibt viele Möglichkeiten das Gesicht zu verziehen, einige sind abgebildet (Fotos).

▶ Geben Sie Ihre ganze Kraft in diese Grimassen, halten Sie die Spannung für zwei bis vier Sekunden. Machen Sie es richtig, können Sie das Vibrieren Ihrer Muskeln sogar hören.

- Lassen Sie dann mit einem Ruck alle Spannung nach. Öffnen Sie dabei den Mund etwas, lösen Sie Ober- und Unterkiefer voneinander.
- Spüren Sie nach.
- Wiederholen Sie die Übung einmal.

Entspannung gegen Falten

Frauen fürchten oft, durch diese Entspannungsübung Falten zu bekommen. Diese Furcht ist vollkommen unbegründet: Erstens wird durch die bessere Hautdurchblutung einer Faltenbildung entgegengewirkt, und zweitens sind gerade für viele (vor allem größere) Gesichtsfalten Muskelverspannungen verantwortlich. Die bessere Entspannung arbeitet also gegen Falten.

Sie können die Entspannung des Gesichtes nach Ihren Bedürfnissen variieren:

- Wer häufig seine Stirn in Falten legt, ergänzt seine Relaxationsübungen um eine Einheit, in der er nur die Stirn spannt.
- Wer häufig mit heruntergezogenen Mundwinkeln dasitzt, spannt den Mund bewußt stark nach unten und läßt dann den Unterkiefer locker. Die Zähne von Ober- und Unterkiefer lösen sich voneinander, der Mund bleibt aber geschlossen.

Den ganzen Körper entspannen

Die Übungen beenden Sie stets mit einer Anspannung des ganzen Körpers.

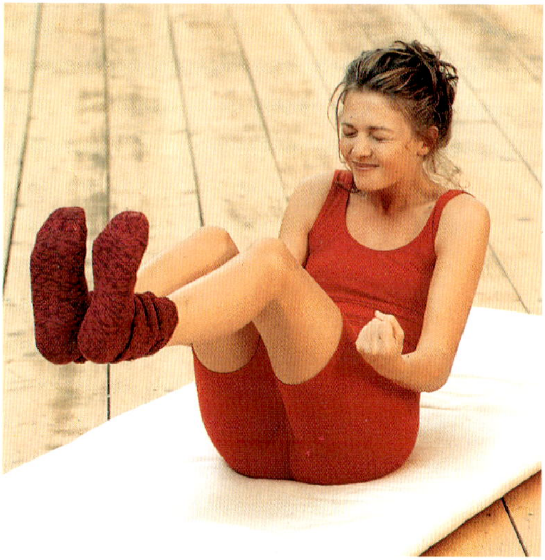

Den ganzen Körper entspannen

▶ Spannen Sie alle Muskelgruppen, die Sie trainiert haben, gleichzeitig an (Foto), wobei der ganze Körper vibriert. Halten Sie diese Spannung zwei bis vier Sekunden.

- Lösen Sie die Spannung dann wieder abrupt.
- Verzichten Sie diesmal auf das Nachspüren: Die meisten Menschen fühlen sich nach dieser Anspannung fit und tatendurstig. Sie stehen auf, räkeln sich wie Katzen und erleben einen wahren Energieschub.

Fehler erkennen und vermeiden

Folgende Fehler verhindern eine Vertiefung der Entspannung:

- Sie ignorieren Schmerzen vor oder während des Spannens.
- Ihre seelische Anspannung ist während des Übens zu groß.
- Sie führen die Übungen unter Zeitdruck durch.
- Sie sind ungeduldig, denn Sie erwarten zu schnell Erfolge.

Sie ignorieren Schmerzen

Nur wenn Sie den Fehler begehen, vor oder während des Anspannens Schmerzen zu ignorieren, kann dies ernsthaften Schaden nach sich ziehen. Dies gilt in besonderem Maße für die Waden- und die Rückenmuskulatur.

Auf das Alarmzeichen Schmerz achten

Achten Sie also in jedem Fall auf das Alarmzeichen Schmerz. Wenn Sie bei einer Übung Schmerzen bekommen, unterbrechen Sie die Übung. Versuchen Sie es nach einiger Zeit nochmals mit halber Kraft. Läßt der Schmerz nicht nach, brechen Sie die Übung ab. Suchen Sie dann unbedingt einen Arzt auf, und lassen Sie die Ursache abklären.

Ärztlichen Rat suchen

Ihre seelische Anspannung ist zu groß

Machen Sie die Progressive Relaxation nur, wenn Sie sich emotional einigermaßen gelassen fühlen.
Sind Sie zu Beginn des Entspannungstrainings angespannt oder durch äußere Bedingungen abgelenkt, können Sie nur schlecht oder gar nicht entspannen.
Sie können dann folgendes tun:

- Stellen Sie das Stretching (Seite 74) an den Anfang Ihrer Relaxationsübungen.
- Erhöhen Sie bei der Relaxation die Kraft, mit der Sie die Anspannungen durchführen.
- Wiederholen Sie die Übungen vier- bis fünfmal.
- Atmen Sie zwischen den Übungssequenzen tief in den Bauch (Seite 18).

- Verkürzen Sie die Nachspürphase. Liegen Sie dabei einfach still auf dem Rücken. Erwarten Sie zunächst gar nichts.

Sie üben unter Zeitdruck

Die langfristige Wirkung der Progressiven Muskelentspannung beruht auf dem körperlichen Trainingseffekt. Er tritt nur ein, wenn dieses Verfahren kontinuierlich in Ruhe praktiziert wird:

Kontinuierlich üben

▶ Sie müssen alle Übungen des Basisprogramms täglich einmal absolvieren.

Wenn Sie auf schnelle Erfolge hoffen, haben Sie dennoch eine Chance:

▶ Trainieren Sie zusätzlich, wo immer Sie stehen oder sitzen. Die Kleinen Programme (Seite 42) bieten Ihnen dazu reiche Anregungen.

Sie haben zu hohe Erfolgserwartungen

Erfolgsdruck führt zu Mißerfolg

Üben unter Erfolgsdruck führt ziemlich sicher zum Mißerfolg, denn Druck ist das Gegenteil von Entspannung.
Die Progressive Muskelentspannung ist zweifellos ein äußerst potentes Entspannungsmittel. Wenn Sie jedoch erwarten, Sie könnten damit Ihre Probleme mit einem Schlag lösen, irren Sie sich.

■ Die Progressive Relaxation, regelmäßig durchgeführt, verbessert kontinuierlich Ihre Fähigkeit loszulassen, Aufregendes weniger ernst zu nehmen, körperlich und seelisch entspannter zu sein. Dies um so mehr, je eher Sie in der Lage sind, Ihre Lebensumstände und Ihre Wertungen Schritt für Schritt so zu verändern, daß Spannungen weniger leicht entstehen können (Hilfen dazu finden Sie auf Seite 80).

Die Entspannung vertiefen

■ Die folgenden Ratschläge setzen voraus, daß Sie in der Nachspürphase körperliche Reaktionen wahrnehmen, daß also eine physische und psychische Entspannung einsetzt.

Richtig atmen

Richtig atmen heißt entspannt atmen. Die Bauchatmung ist eine entspannte Atmung (Seite 18).

Tief in den Bauch atmen

Atmen Sie tief in den Bauch. Stellen Sie sich bitte vor, daß mit der einströmenden Atemluft Energie in Sie einfließt und sich in Ihrem Körper verteilt. Wenn Ihnen diese Vorstellung zusagt, schicken Sie die Energie Ihres Atems in bestimmte Körperregionen. Sie werden erkennen, daß Ihre Entspannung erheblich zunimmt, wenn Sie in die Körperregion hineinatmen, die Sie besonders gut entspannen wollen.
Gehen Sie dabei nach folgendem Schema vor:

- Atmen Sie zweimal tief ein und aus.
- Beim nächsten Atemzug spannen Sie die entsprechende Muskelgruppe an, wenn Sie auf dem Höhepunkt der Atemwelle angekommen sind, wenn also fast keine Luft mehr in die Lunge strömt.
Während des Anspannens halten Sie die Luft an.
- Kurz nach dem ruckartigen Lösen der Muskelspannung atmen Sie mit leicht geöffnetem Mund wieder aus. Erzeugen Sie dabei bewußt ein Atemgeräusch.

Mit Atemgeräusch ausatmen

Bitte beachten Sie

Dieses Schema gilt mit einer Ausnahme für alle Übungen: Wenn Sie den Bauch nach innen ziehen, müssen Sie beim Ausatmen anspannen.

Tiefer entspannen mit Phantasie

Unsere Phantasie ist ein ausgezeichnetes Hilfsmittel, die Entspannung zu vertiefen.
Vielen Menschen fällt es schwer, ganz konzentriert in ihren Körper hineinzuhorchen. Für

Bilder verstärken die Entspannung

sie kann es hilfreich sein, die Anspannphase durch innere Bilder zu verstärken. Allerdings greift dieses Mittel nur, wenn körperliche Reaktionen in der Nachspürphase wahrgenommen werden.
Eine Vorstellung, die für Einsteiger ideal ist, verknüpft die Anspannung der Muskeln mit der Vorstellung eines Gummibandes:
Stellen Sie sich während der Muskelanspannung vor, Sie würden ein Gummiband kräftig dehnen. Wenn Sie die Anspannung ruckartig lösen, schnellt das Band, ebenfalls mit einem Ruck, zurück. Diese Phantasie hilft, den Prozeß des Spannens und plötzlichen Lösens zu verstärken. Dadurch wird auch die Entspannung tiefer.
Auch die Phase des Nachspürens können Sie durch Bilder unterstützen:
Stellen Sie sich eine Farbe vor, die sich langsam verändert. Mit dem Farbspiel vertieft sich Ihre Entspannung.
Am besten beginnen Sie mit Rot, weil Rot sich als Farbphantasie besonders leicht realisieren läßt.
Bevor Sie anspannen, stellen Sie sich die Farbe vor. Wenn es Ihnen nicht gelingt, sie zu sehen, stellen Sie sich einen Gegenstand vor, der diese Farbe besitzt.
Erwarten Sie bitte nicht, daß Sie ein wirklich reales oder klares Bild wahrnehmen – Menschen mit einer so starken Phantasie sind selten. Es genügt, wenn Sie ein ungefähres Bild und eine ungefähre Vorstellung des Gegenstandes und seiner Farbe entwickeln.
Während der Anspannung phantasieren Sie, daß Ihre Farbe intensiver wird. Das Rot wird zu einem tiefen Dunkelrot oder sogar zu einem Blaurot.
Im Augenblick des Loslassens schlägt auch die Farbe plötzlich um, sie wird heller. Ihre Phantasie bekommt jetzt den Auftrag, die Farbe, parallel zur nachlassenden Muskelspannung, immer mehr verblassen zu lassen.

Phantasie und Atmung koppeln

Phantasien dieser Art können Sie auch mit der Atmung koppeln und so vertiefen. Die Farbe wird beim Ausatmen blasser und behält beim Einatmen den jeweiligen Farbwert. Sie können statt Rot jede andere Farbe wählen – am besten eignet sich Ihre Lieblingsfarbe.
Wenn Sie in der Nachspürphase unruhig sind, werden Sie auch durch das Einsetzen von Phantasien nicht ruhiger. Gehen Sie dann zum Kapitel »Fehler erkennen und vermeiden« (Seite 38) zurück und holen Sie sich dort Anregungen.

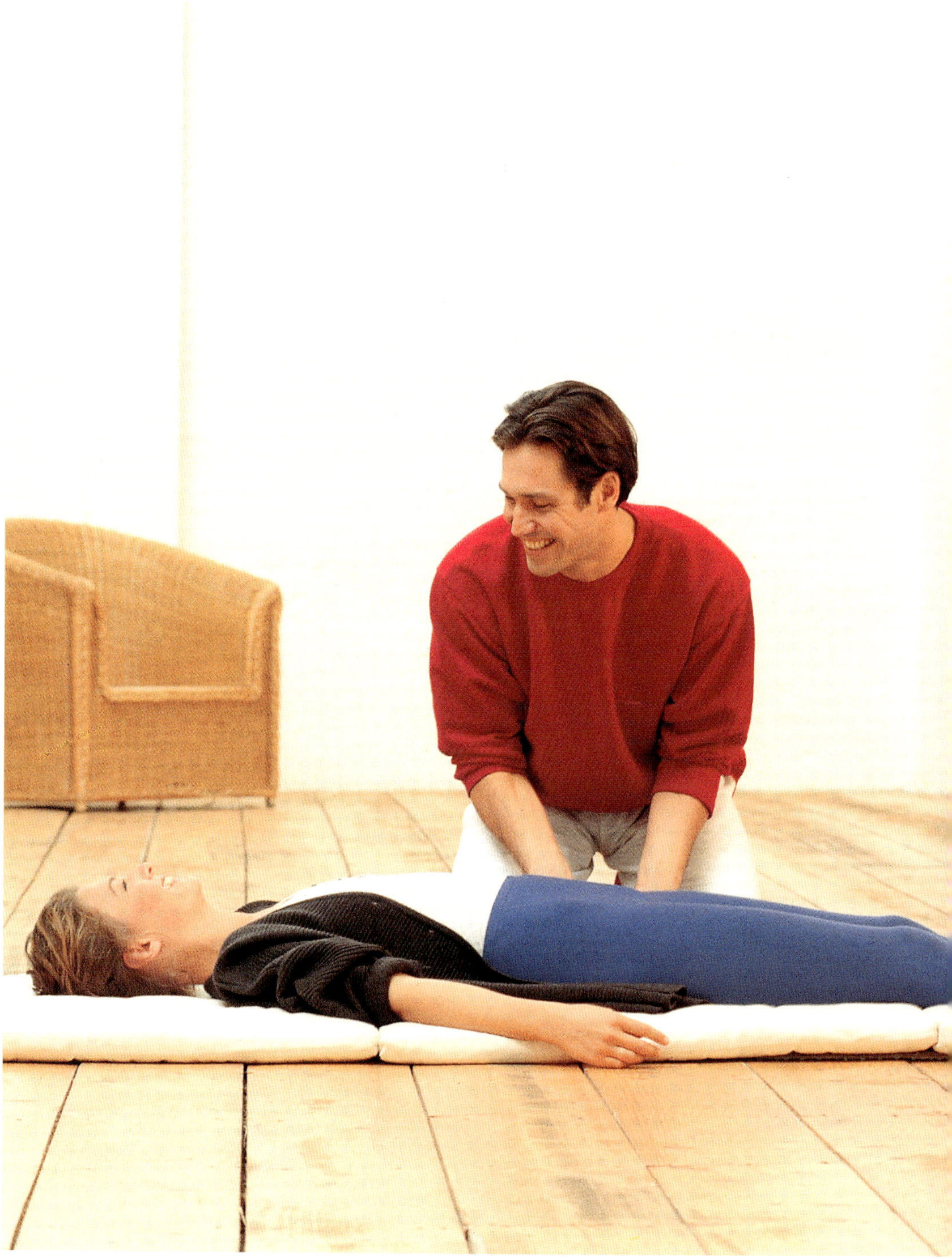

Kleine Programme

Ein großer Vorteil der Muskelentspannung nach Jacobson liegt darin, daß sie nahezu überall durchgeführt werden kann: Ob im Büro, im Haushalt oder unterwegs – die Übungen im Sitzen und im Stehen eignen sich für die schnelle Entspannung zwischendurch. Richtig eingesetzt, können sie darüber hinaus helfen, immer wieder auftretende Streßsituationen besser zu bewältigen. Perfekt ergänzt werden die Relaxationssequenzen durch die Übungen für Paare – so macht Entspannen viel Spaß. Entsprechende Stretchingübungen sorgen dafür, daß kein Muskelkater den Genuß trüben kann.

Schnell entspannt im Alltag

Überall üben

Ein entscheidender Vorteil der Progressiven Muskelentspannung allen anderen Entspannungsverfahren gegenüber liegt darin, daß die meisten Übungen überall und in jeder Situation wirkungsvoll praktiziert werden können.
Im Basisprogramm werden, wie Sie wissen, alle Übungen im Liegen durchgeführt, denn die meisten von uns können nur so wirklich tief entspannen. Deshalb gilt:

■ Die Übungen des Basisprogramms müssen täglich wiederholt werden, um die Entspannungsfähigkeit im Körper fest zu verankern.

Wenn diese Voraussetzung erfüllt ist, können Sie auch im Berufsalltag, im Haushalt oder unterwegs entspannen: Die Übungen im Sitzen und Stehen sind ideal für die schnelle Entspannung zwischendurch. Dabei sollten Sie folgendes beachten:

- Nehmen Sie sich für die Übungen genügend Zeit – üben unter Zeitdruck bringt keinen Entspannungseffekt.
- Die Bauchatmung ist bei allen Entspannungsübungen eine zwingende Voraussetzung für fortschreitende Beruhigung. Deshalb beginnen Sie die Übungen im Sitzen oder Stehen stets mit der Kontrolle der Atmung (Seite 18).

Die Atmung kontrollieren

- Auch bei den Übungen im Sitzen oder Stehen probieren Sie die Bewegung erst aus, bevor Sie mit aller Kraft anspannen.
- Die Phasen der Anspannung dauern – wie im Basisprogramm – zwei bis vier Sekunden.
- Dann folgt die ruckartige Entspannung und die Phase des Nachspürens.
- Lassen Sie sich dafür ein bis zwei Minuten Zeit; auch bei den Übungen im Sitzen oder Stehen wird in dieser Phase die Entspannung verstärkt.
- Wiederholen Sie die Übungen jeweils einmal.

Entspannen im Sitzen

Bauchatmung

● Sie beginnen die Übungen mit der Kontrolle der Bauchatmung. Bitte erschrecken Sie nicht: Im Sitzen wölbt sich der Bauch bei der richtigen Atmung noch stärker vor als im Liegen. Es ist wichtig, dies zu akzeptieren. Treiben Sie im Zweifel den Teufel mit Belzebub aus: Wölben Sie den Bauch im Sitzen so stark vor, wie Sie können. Sinkt er dann – ohne daß Sie ihn aktiv zurückziehen – wieder etwas ein, haben Sie die Körperhaltung erreicht, die für die Bauchatmung ideal ist. Wenn Sie dann noch folgende Regeln beherzigen, können Sie mit den Übungen beginnen:

● Achten Sie auf die richtige Sitzhöhe: Die Oberschenkel dürfen nicht abgedrückt werden. Die Kniekehlen sollten sich leicht oberhalb der Sitzfläche befinden (Foto).

● Sie müssen sicher auf Ihrem Stuhl sitzen: Wenn Sie die Arme seitlich hängen lassen, Ihre Beine spreizen und ausstrecken, sollten Sie immer noch fest auf der Sitzfläche sitzen (Foto Seite 46).

● Die Entspannungsphase hat bei den Übungen im Sitzen eine andere Funktion als bei den Übungen im Liegen: Sie können nicht völlig loslassen, denn dabei würden Sie vom Stuhl

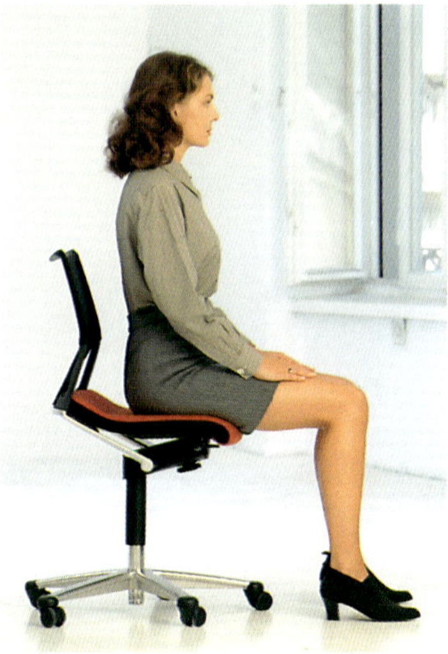

Richtig sitzen

So sitzen Sie richtig

Die Knie sind etwa schulterbreit auseinander, die Füße stehen senkrecht darunter, die Fersen fest auf dem Boden (beim Bürostuhl müssen Sie dafür eventuell die Sitzhöhe korrigieren, beim normalen Stuhl vielleicht etwas weiter vorrücken).
Die Arme hängen seitlich locker herunter oder werden leicht auf die Oberschenkel aufgelegt (Foto).

Entspannen im Sitzen

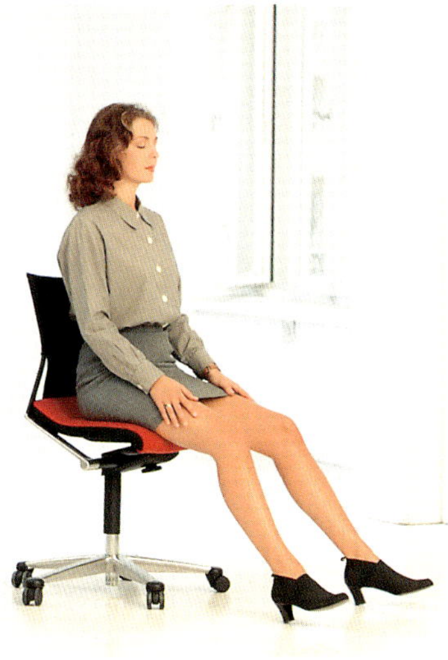

Sicher sitzen

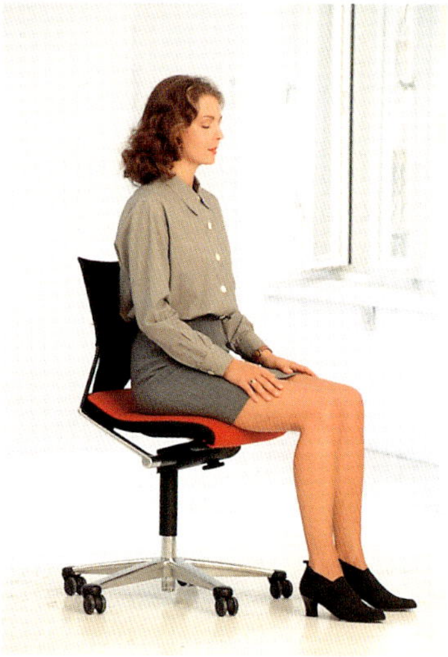

Nachspüren

rutschen. Vielmehr sollten Sie einen Zustand gelassener Wachheit erreichen. Dies gelingt Ihnen am besten, wenn Sie nach der Anspannung aufrecht und locker sitzen (Foto oben).

Stellen Sie sich vor, Sie würden am Oberkopf ganz sanft nach oben gezogen.
Wenn Sie alleine sind, halten Sie während des Nachspürens die Augen geschlossen (Foto unten), das vertieft die Entspannung.

Die Füße entspannen

Auch im Sitzen können Sie die Zehen zur Faust ballen oder mit aller Kraft spreizen.
Wenn Sie sehr enge Schuhe tragen, werden Sie dabei Probleme haben. Beherzigen Sie deshalb den Rat eines alten Schuhmachers: »Ein Schuh muß so weit sein, daß man die Zehen darin krallen kann.«

Weite Schuhe tragen

Wenn Sie möchten, können Sie Ihre Schuhe natürlich auch ausziehen.
Die Abfolge der Übungen kurz zur Erinnerung:

Zehenfaust

▶ Die Zehen zur Fußsohle hin ziehen, so, als wollten Sie etwas festhalten, kräftig anspannen. Die Spannung zwei bis vier Sekunden halten.

- Dann plötzlich lösen.
- Ein bis zwei Minuten nachspüren.

Die Zehen spreizen

▶ Die Zehen mit aller Kraft zum Fußrücken hin ziehen und auseinanderspreizen. Die Spannung zwei bis vier Sekunden halten.

- Dann abrupt lösen.
- Nachspüren.

Die Füße spitzen

▶ Strecken Sie die Füße, als wollten Sie sich auf einen Spitzentanz vorbereiten.
Die Spannung zwei bis vier Sekunden halten.

- Dann abrupt lösen.
- Ein bis zwei Minuten nachspüren.

Die Beine entspannen

Wie im Basisprogramm

Wie bei den Übungen des Basisprogramms so werden auch im Sitzen die Muskeln der Ober- und Unterschenkel Ober- und Unterseiten getrennt gespannt.

Die Unterschenkel spannen

▶ Strecken Sie die Beine aus. Ziehen Sie die Füße Richtung Schienbein, dabei verkleinert sich der Winkel zwischen Fuß

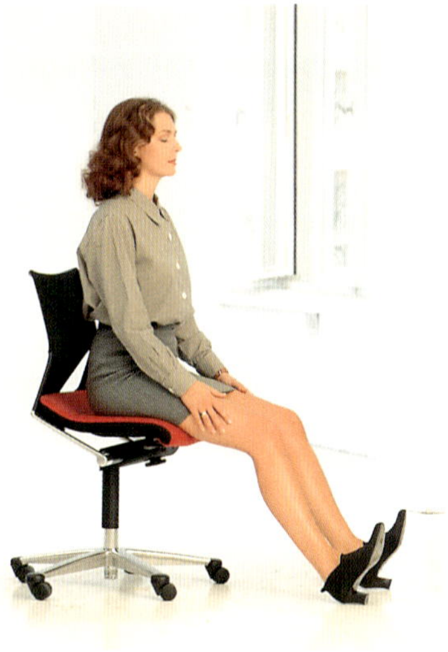

Die Unterschenkel spannen

und Schienbein (Foto). Spannen Sie mit aller Kraft zwei bis vier Sekunden an.

- Lösen Sie die Spannung abrupt.
- Spüren Sie nach.

Bei der Wadenspannung brauchen Sie einen Druckpunkt für die Fersen.
In der Regel sind die Stuhlbeine eines Bürostuhls ausreichende Widerstände.
Rollen an einem Bürostuhl aber müssen Sie für diese Übung unbedingt fixieren.
Haben Sie Ihre Schuhe ausgezogen, dann achten Sie darauf, daß der Druck an den Fersen Ihnen keine Schmerzen bereitet, im Zweifel ziehen Sie die Schuhe wieder an.

Sie müssen bei dieser Übung darauf achten, daß Sie wirklich nur die Waden spannen. Denn wenn Sie dabei auch den Oberschenkelmuskel kräftig anspannen, werden Sie sich von der Sitzfläche ziehen.
(Das ist zwar witzig und von daher wahrscheinlich psychisch entspannend, es fördert jedoch selten die muskuläre Lockerung.)

▶ Drücken Sie die Fersen zwei bis vier Sekunden mit aller Kraft gegen die fixierten Rollen oder die Beine Ihres Stuhles.
- Lösen Sie die Spannung abrupt.
- Spüren Sie ein bis zwei Minuten nach.

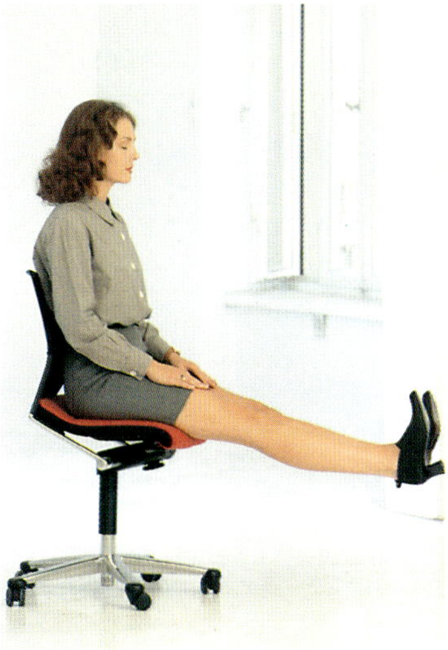

Die Oberschenkel spannen

Die Oberschenkel spannen

▶ Heben Sie Ihre gestreckten Beine so hoch Sie können. Drehen Sie die Füße leicht nach außen, die Fußspitzen zeigen schräg nach links beziehungsweise rechts oben (Foto). Geben Sie für zwei bis vier Sekunden Ihre ganze Kraft in die Anspannung.
- Lösen Sie die Spannung dann wieder abrupt.
- Spüren Sie nach.

Das Becken entspannen

Sie beginnen mit der Anspannung der Gesäßmuskeln.

Die Gesäßmuskeln spannen

Die Hände unter den Po legen

▶ Legen Sie Ihre Hände links und rechts unter Ihren Po. So spüren Sie genau, ob er durch die Anspannung gehoben wird oder nicht. Spannen Sie die Gesäßmuskeln kräftig an. Halten Sie diese Spannung zwei bis vier Sekunden.
- Nehmen Sie die Spannung dann abrupt zurück, und lassen Sie auch Ihre Schultern sinken.
- Spüren Sie nach.

Die Beckenboden-muskeln spannen

▶ Genau wie bei der Übung im Liegen (Seite 28), spannen Sie den Darm- und den Blasenschließmuskel. Lassen Sie Ihre Hände unter dem Po, so können Sie prüfen, ob der Gesäßmuskel mit angespannt wird. Ihr Becken darf sich nicht heben. Halten Sie die Spannung zwei bis vier Sekunden.
- Lösen Sie sie danach abrupt.
- Spüren Sie ein bis zwei Minuten nach.

Den Bauch entspannen

Mancher Ärger schlägt uns auf den Magen – oder den Bauch. Mit den folgenden Übungen wird es Ihnen gelingen, Ihre Frustrationen wenigstens körperlich abzuschütteln.

Frustrationen abschütteln

Die beiden Übungen »Bauch vorwölben« und »Bauch einziehen« werden wie im Liegen durchgeführt (Seite 29). Unterstützen Sie die Übungen mit der Bauchatmung (Seite 18).

▶ Bauch vorwölben: einatmen, anspannen und die Luft anhalten.
- Die Spannung ruckartig lösen und dabei ausatmen.
- Nachspüren.

▶ Bauch einziehen: Ausatmen und zwei bis vier Sekunden anspannen.
- Die Spannung ruckartig lösen, dabei einatmen.
- Nachspüren.

Den Rücken entspannen

Bitte beachten Sie

Wenn Sie Schmerzen im Rücken haben oder Ausstrahlungsschmerzen in den Beinen, sollten Sie weder im Sitzen noch im Stehen die Übungen zur Rückenentspannung durchführen. Klären Sie in solchen Fällen erst ab, ob eine körperliche Ursache für Ihre Schmerzen vorliegt.

Wenn Sie viel sitzen, ist die Rückenentspannung besonders hilfreich. Dafür müssen Sie richtig sitzen (Seite 45).

Richtig sitzen

Buckeln

▶ Spannen Sie den Rücken mit aller Kraft zum Buckel (Foto Seite 50). Halten Sie die Spannung für zwei bis vier Sekunden.

Entspannen im Sitzen

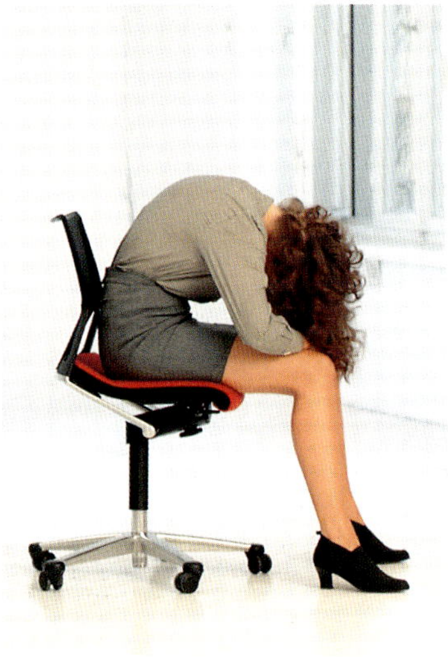

Buckeln

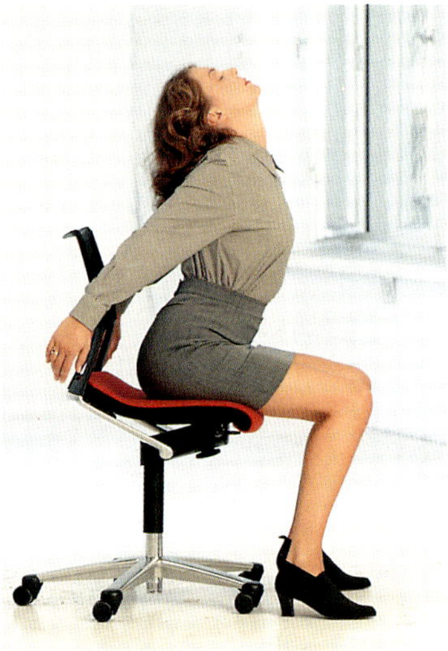

Hohlkreuz

- Dann nehmen Sie die Spannung abrupt zurück und richten sich mit einer weichen Bewegung auf. Stellen Sie sich vor, daß Sie sanft am Oberkopf hochgezogen werden.
- Bleiben Sie in dieser Haltung und richten Sie Ihre Wahrnehmung für ein bis zwei Minuten nach innen.

Hohlkreuz

▶ Wenn Sie ein Hohlkreuz machen, darf der Kopf dieser Bewegung folgen (Foto). Dadurch wird die Spannung verstärkt. Drücken Sie dabei aber nicht gegen den Stuhlrücken, sondern halten Sie den Oberkörper möglichst aufrecht. Verstärken Sie die Spannung vorsichtig. Halten Sie sie zwei bis vier Sekunden.

- Lösen Sie die Spannung abrupt.
- Richten Sie sich dann weich auf. Stellen Sie sich vor, Sie

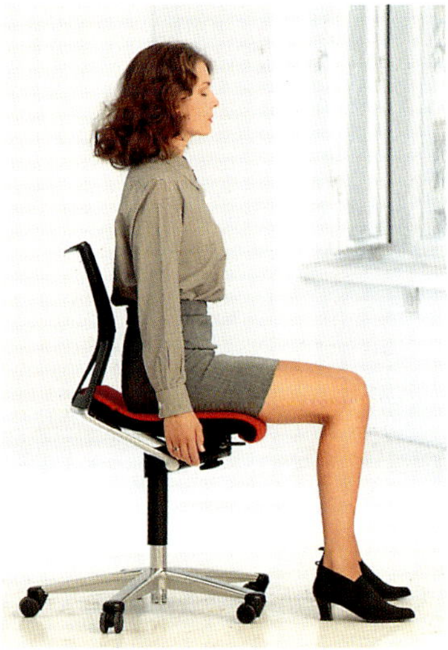

Locker und aufrecht sitzen

würden am Oberkopf sanft nach oben gezogen. Sitzen Sie aufrecht und locker (Foto Seite 50). Spüren Sie ein bis zwei Minuten nach.

Den Brustraum entspannen

Diese Übung läßt sich harmonisch an die Rückenübungen anschließen. Denn durch die lockere, aufrechte Sitzhaltung wird das Weiten der Brust gefördert.

Das Brustbein nach vorn schieben

▶ Im Sitzen weiten Sie den Brustraum, indem Sie das Brustbein nach vorn schieben. Atmen Sie dabei tief ein – diesmal ausnahmsweise in den Brustraum. Schieben Sie dann das Brustbein noch ein Stück nach vorn und halten Sie diese Spannung zwei bis vier Sekunden.

- Lösen Sie die Spannung, indem Sie plötzlich und hörbar durch den Mund ausatmen.
- Spüren Sie wenigstens eine Minute nach, halten Sie den Mund leicht geöffnet.

Sitzen Sie dabei aufrecht und locker (Foto Seite 50). Stellen Sie sich vor, Sie würden am Oberkopf sanft nach oben gezogen.

Die Schultern entspannen

Wie Sie wissen, können die Schultern in drei Richtungen gespannt werden: nach vorn, nach hinten und nach oben. Wie beim Basisprogramm sollten Sie stets mit der Anspannung nach vorn beginnen.

Die Schultern nach vorn spannen

▶ Ziehen Sie die Schultern mit aller Kraft vor die Brust. Sie erinnern sich: Die Schultern sollen dabei möglichst nicht zu den Ohren gehoben werden. Halten Sie die Spannung zwei bis vier Sekunden.

Nicht zu den Ohren heben

- Lösen Sie die Spannung plötzlich und nehmen Sie danach wieder die lockerere, aufrechte Sitzhaltung ein.
- Spüren Sie ein bis zwei Minuten nach.

Die Schultern nach hinten spannen

▶ Dann spannen Sie die Schultern nach hinten. Dabei ziehen Sie die Schulterblätter mit aller Kraft im Rücken so weit wie möglich zusammen. Die Schultern werden auch bei dieser Übung nicht zu den

Ohren gehoben. Halten Sie die Spannung für zwei bis vier Sekunden.

- Lösen Sie die Spannung dann abrupt und nehmen Sie wieder die lockere, aufrechte Sitzhaltung ein (Foto Seite 50, unten). Stellen Sie sich vor, Sie würden am Oberkopf sanft nach oben gezogen.
- Vergessen Sie das Nachspüren nicht.

Die Schultern nach oben spannen

Bei Schmerzen die Übung abbrechen

Wenn Sie zu Nackenschmerzen neigen, kann diese Übung sehr hilfreich sein; sie lockert gezielt die Nackenmuskulatur. Sollten Sie beim Anspannen aber Schmerzen bekommen, brechen Sie die Übung sofort ab.

▶ Ziehen Sie die Schultern zu den Ohren, so weit Sie können. Halten Sie diese Spannung zwei bis vier Sekunden.

- Lassen Sie die Schultern dann bewußt »fallen«. Korrigieren Sie sanft Ihre Körperhaltung – nehmen Sie wieder die lockere, aufrechte Sitzhaltung ein (Foto Seite 50, unten).
- Richten Sie Ihre Aufmerksamkeit für eine Minute auf Ihre Empfindungen im Bereich von Nacken und Schultern.

Die Arme entspannen

Die Übungen werden wie im Basisprogramm durchgeführt. Achten Sie darauf, daß kein Möbelstück in Ihrer unmittelbaren Nähe ist, an dem Sie sich verletzen könnten, wenn Sie die Arme fallen lassen.

Verletzungen vermeiden

Die Oberarme spannen

▶ Ballen Sie Ihre Hände zu Fäusten. Ziehen Sie die Fäuste zur Schulter, spannen Sie Ihre Oberarmmuskeln stark an. Halten Sie diese Spannung für zwei bis vier Sekunden.

- Lassen Sie dann die Arme »fallen«. Nehmen Sie wieder die lockere, aufrechte Sitzhaltung ein (Foto Seite 50, unten).
- Spüren Sie die nach.

Die Unterarme spannen

▶ Ballen Sie die Fäuste und ziehen Sie diese gegen die Innenseite der Unterarme. Halten Sie die Spannung mit aller Kraft zwei bis vier Sekunden.

- Lösen Sie die Muskeln dann mit einem Ruck. Lassen Sie die Arme locker baumeln.
- Spüren Sie eine Minute nach.

Die Hände entspannen

Wenn Sie viel von Hand oder mit der Maschine schreiben müssen, kann Ihnen diese Übung helfen:

Die Finger spreizen

▶ Spreizen Sie die Finger mit aller Kraft weit auseinander. Halten Sie diese Spannung zwei bis vier Sekunden.

- Lösen Sie die Spannung wieder mit einem Ruck und lassen Sie Arme und Hände locker baumeln.
- Spüren Sie etwa eine Minute nach.

Das Gesicht entspannen

Wer viel direkten Kundenkontakt hat, wird die Gesichtsentspannung als besonders wohltuend und erholsam empfinden. Selbst wenn Sie gerne lächeln und ein durch und durch freundlicher Mensch sind, tut es Ihnen gut, die Gesichtsmuskeln einmal völlig loszulassen.

▶ Schneiden Sie eine Grimasse (Fotos Seite 36): Verziehen Sie den Mund, die Stirn, die Wangen. Dabei hören Sie das knisternde Vibirieren Ihrer Gesichtsmuskeln. Halten Sie die Spannung dann zwei bis vier Sekunden.

- Lösen Sie die Spannung plötzlich. Lassen Sie dabei den Unterkiefer fallen und öffnen Sie leicht den Mund.
- Spüren Sie intensiv der nachlassenden Spannung im Gesicht nach.

Die Augen entspannen

Wer viel lesen muß oder am Bildschirm arbeitet, wird diese Übung als besonders wohltuend empfinden:

▶ Kneifen Sie die Augen fest zusammen, und halten Sie die Spannung für zwei bis vier Sekunden.

- Lösen Sie die Spannung dann abrupt, halten Sie die Augen geschlossen. Richten Sie sich dabei auf. Stellen Sie sich vor, Sie würden am Oberkopf sanft nach oben gezogen. Blicken Sie jetzt – bei geschlossenen Augen – waagerecht in die Ferne.

In die Ferne blicken

- Spüren Sie für eine Minute nur Ihre Augen.
- Dann öffnen Sie die Augen und richten Ihren Blick auf

Entspannen im Sitzen

Durch einen Gegenstand »hindurchschauen«

einen Gegenstand in etwa zwei oder drei Metern Entfernung. Schauen Sie durch ihn hindurch.

- Wenn das nicht klappt, hilft folgender Trick: Richten Sie die Augen auf ein entfernteres Objekt hinter dem gewählten Gegenstand. Sie sehen dann den von Ihnen gewählten Gegenstand verschwommen oder leicht versetzt doppelt. Die Unschärfe zeigt, daß Sie Ihre Augen parallel ausgerichtet haben, das bedeutet ideale Entspannung.

Den ganzen Körper entspannen

Auch die Entspannung im Sitzen schließen Sie mit einer möglichst umfassenden Anspannung ab.

▶ Spannen Sie Beine, Rücken, Schultern und Gesicht gleichzeitig. Halten Sie diese Spannung zwei bis vier Sekunden.

- Lassen Sie dann ruckartig los, und nehmen Sie die lockere, aufrechte Sitzhaltung ein (Foto). Konzentrieren Sie sich auf dieses Längen Ihres Körpers. Stellen Sie sich vor, daß Sie am Oberkopf sanft nach oben gezogen werden.
- Lassen Sie während der Nachspürphase die Augen geschlossen (Foto).
- Wenn Sie die Augen wieder öffnen, werden Sie Ihre Umgebung bewußter wahrnehmen: Entspannung öffnet die Sinne. Finden Sie heraus, welche Ihrer Sinne durch die Entspannung sensibler geworden sind.

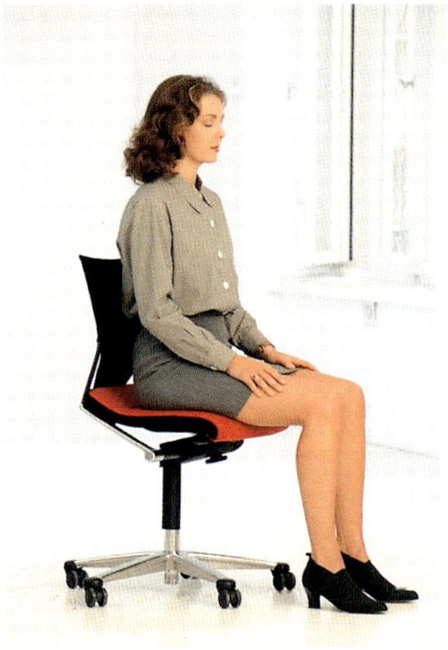

Nachspüren

Entspannen im Stehen

Es mag Sie wundern: Auch im Stehen lassen sich fast alle Körperregionen entspannen. Nur die Unterschenkelentspannung ist nicht isoliert durchzuführen.

Gelassene Wachheit erreichen

Natürlich ist auch hier das Ziel, einen Zustand gelassener Wachheit zu erreichen. Das ist nur möglich, wenn Sie das Basisprogramm regelmäßig üben.

- Schließen Sie auch bei den Übungen im Stehen, wenn möglich, die Augen (Foto). Das erfordert zwar ein gewisses Training, doch es vertieft die Entspannung erheblich, und Ihr Gleichgewichtsempfinden wird geschult. Zur Sicherheit halten Sie sich an einem Tisch oder ähnlichem fest.

So stehen Sie richtig

Ihre Haltung ist weich und elastisch: Sie stehen aufrecht und locker, mit leicht gebeugten Knien. Dies ist wichtig, denn mit durchgedrückten Knien haben Sie weniger Halt. Ihre Beine sind gegrätscht, die Füße etwa schulterbreit auseinander.

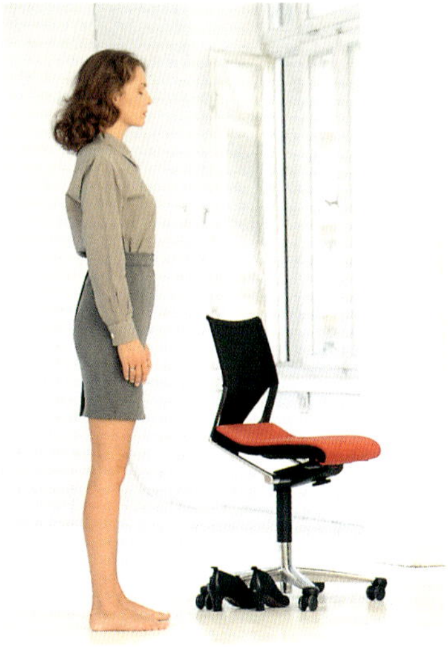

So stehen Sie richtig

Die Füße entspannen

Die Zehen lassen sich auch im Stehen zur Faust ballen oder spreizen, wenn Sie weite Schuhe tragen.

Zehenfaust

▶ Die Zehen Richtung Fußsohle ziehen. Die Spannung zwei bis vier Sekunden halten.

- Dann abrupt lösen.
- Nachspüren.

Entspannen im Stehen

Die Zehen spreizen

▶ Spreizen Sie die Zehen mit aller Kraft auseinander. Halten Sie die Spannung zwei bis vier Sekunden.
- Lösen Sie die Spannung mit einem Schlag.
- Spüren Sie nach.

Die Beine entspannen

▶ Drücken Sie die Knie fest durch. Spannen Sie die Muskeln der Ober- und Unterseiten von Unter- und Oberschenkel gleichzeitig mit aller Kraft an (Foto). Halten Sie diese Spannung zwei bis vier Sekunden.
- Lösen Sie dann die Muskelanspannung ruckartig.
- Stehen Sie während des Nachspürens locker und aufrecht.

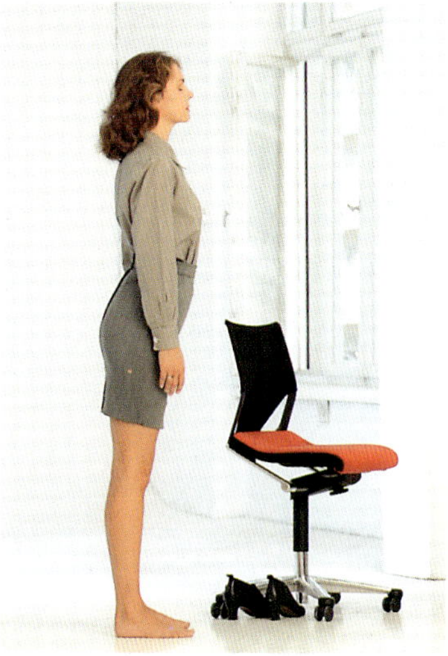

Die Beine entspannen

Das Becken entspannen

Wie im Liegen so erreichen Sie auch im Stehen eine Entspannung des Beckens durch das Anspannen von Gesäß- und Beckenbodenmuskeln.

Die Gesäßmuskeln spannen

Aufrecht stehen

Stehen Sie aufrecht, beide Beine fest auf dem Boden.

▶ Spannen Sie die Gesäßmuskeln zwei bis vier Sekunden mit aller Kraft an.
- Lösen Sie dann die Spannung mit einem Schlag.
- Spüren Sie eine Minute mit geschlossenen Augen nach. Stehen Sie dabei locker und aufrecht.

Die Beckenboden-muskeln spannen

▶ Spannen Sie die Schließmuskeln von Blase und Darm mit aller Kraft an. Die Spannung zwei bis vier Sekunden halten.

● Die Spannung ruckartig lösen.
● Bei dieser Übung ist das Nachspüren besonders wichtig. Nehmen Sie sich dafür viel Zeit.

Den Bauch entspannen

Den Bauch vorwölben und den Bauch einziehen – im Stehen kein Problem.

Den Bauch vorwölben

▶ Drücken Sie den Bauch so weit heraus, wie Ihnen dies möglich ist. Atmen Sie dabei ein. Halten Sie die Spannung – ohne auszuatmen – zwei bis vier Sekunden.
● Lösen Sie die Spannung abrupt, atmen Sie dabei hörbar durch den Mund aus.
● Nehmen Sie während des Nachspürens wieder eine lockere, aufrechte Haltung ein (Seite 55). Stellen Sie sich vor, Sie würden am Oberkopf sanft nach oben gezogen.

Den Bauch einziehen

Mit der Atmung unterstützen

Falls Sie mit der Bauchatmung unterstützen wollen, denken Sie bitte daran: Beim Einziehen des Bauches wird vor der Anspannung ausgeatmet.

▶ Also: Den Bauch fest nach innen ziehen, dabei ausatmen. Die Spannung zwei bis vier Sekunden halten (nicht atmen).
● Die Spannung ruckartig lösen, dabei einatmen.
● Mindestens eine Minute nachspüren, dabei locker und aufrecht stehen.

Den Rücken entspannen

Am besten ist es, wenn Sie sich bei diesen Übungen mit einer Hand an einem Tisch oder einer Stuhllehne festhalten.

Einen Arzt um Rat fragen

■ Auch hier gilt: Bei Schmerzen die Übung sofort unterbrechen. Dann nochmals mit halber Kraft versuchen. Sollten die Schmerzen nicht nachlassen, die Übung abbrechen und von einem Arzt die Ursache abklären lassen.

Buckeln

Formen Sie Ihren Rücken rund wie eine Katze.

▶ Wenn die Bewegung klar ist, spannen Sie zwei bis vier Sekunden mit aller Kraft an.
● Dann lösen Sie die Spannung abrupt.

- Spüren Sie etwa eine Minute nach. Nehmen Sie dabei wieder eine lockere, aufrechte Haltung ein (Foto Seite 55). Stellen Sie sich vor, Sie würden am Oberkopf sanft nach oben gezogen.

Hohlkreuz

Halten Sie sich fest

▶ Drücken Sie den Rücken mit aller Kraft zum Hohlkreuz. Sind Sie unsicher, halten Sie sich an einem Tisch oder einer Stuhllehne fest. Halten Sie die Spannung zwei bis vier Sekunden.
- Lösen Sie die Spannung abrupt.
- Spüren Sie nach. Stehen Sie dabei locker und aufrecht (Foto, Seite 55).

Den Brustraum entspannen

▶ Atmen Sie tief ein – weiten Sie dabei den Brustkorb. Halten Sie die Spannung zwei bis vier Sekunden.
- Atmen Sie durch den Mund hörbar aus und lösen Sie dabei die Spannung mit einem Ruck.
- Spüren Sie nach. Stehen Sie dabei locker und aufrecht (Foto Seite 55). Stellen Sie sich vor, Sie würden am Oberkopf sanft nach oben gezogen.

Die Schultern entspannen

Die Schultern spannen Sie in drei Richtungen: nach vorn, nach hinten und nach oben.

Die Schultern nach vorn spannen

▶ Ziehen Sie die Schultern mit aller Kraft nach vorn. Halten Sie diese Spannung zwei bis vier Sekunden.
- Lösen Sie die Spannung dann abrupt.
- Spüren Sie nach.

Die Schultern nach hinten spannen

▶ Die Schultern mit aller Kraft nach hinten spannen, die Spannung zwei bis vier Sekunden halten.
- Die Spannung abrupt lösen.
- Nachspüren.

Die Schultern nach oben ziehen

▶ Die Schultern mit aller Kraft zu den Ohren ziehen, die Spannung zwei bis vier Sekunden halten.
- Die Spannung abrupt lösen.
- Nachspüren nicht vergessen.

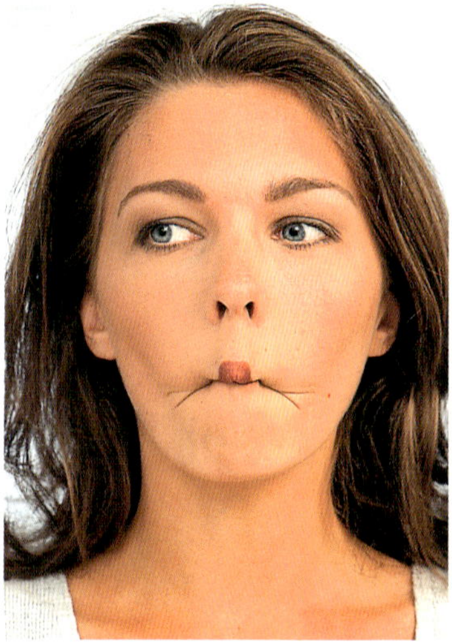

Das Gesicht entspannen: Die Backen einziehen

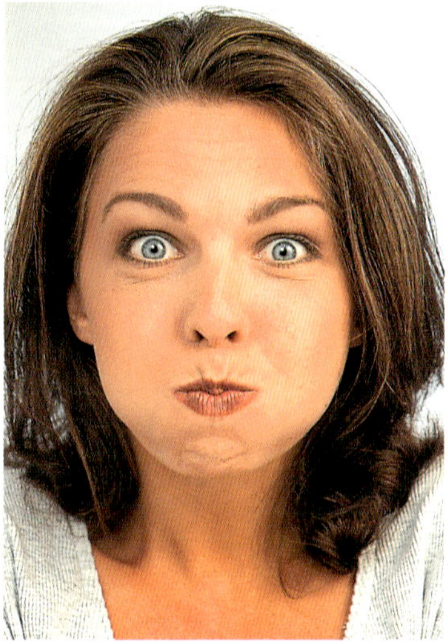

Die Backen aufblasen

Das Gesicht entspannen

▶ Ziehen Sie Grimassen: Spannen Sie alle Gesichtsmuskeln mit maximaler Kraft (1), (2). Halten Sie die Spannung zwei bis vier Sekunden.

- Lösen Sie die Spannung abrupt.
- Spüren Sie nach.

Den ganzen Körper entspannen

Beenden Sie auch Ihre Entspannungsübungen im Stehen mit einer Anspannung des ganzen Körpers. Dabei sollten Sie die Augen geöffnet lassen oder erst dann schließen, wenn Sie nachspüren.

▶ Spannen Sie all Ihre Muskeln zwei bis vier Minuten mit aller Kraft an.

- Lösen Sie die Spannung mit einem Ruck.
- Spüren Sie nach.
- Wenn Sie die Übung wiederholen, lassen Sie die Nachspürphase entfallen. Stellen Sie sich statt dessen ganz bewußt locker und aufrecht hin. Stellen Sie sich vor, Sie würden ganz sanft am Oberkopf hochgezogen (Foto Seite 55).

Entspannen im Alltag

Sie können die meisten Relaxationsübungen überall durchführen. Wenn Sie nicht wollen, daß Dritte es bemerken, lassen Sie in der Nachspürphase die Augen geöffnet. Damit Sie dennoch gut entspannen können, hilft folgender Trick:

- Richten Sie die Augen auf einen Gegenstand in etwa drei Meter Entfernung. Blicken Sie durch ihn hindurch (Seite 53).

Beruhigende und –

■ Die Übungen wirken beruhigend, wenn Sie anschließend, wie üblich, nachspüren.

– belebende Wirkung

■ Lassen Sie die Nachspürphase weg, dann haben die Übungen belebende Wirkung. Dies gilt vor allem für die Beckenentspannung.

Entspannen in Besprechungen

Wenn Sie sich während einer Besprechung zurückziehen können, führen Sie die Entspannungsübungen im Stehen (Seite 55) durch. Waschen Sie sich danach Hände und Gesicht mit kaltem Wasser, das erfrischt zusätzlich.

Das Gesicht entspannen

Wollen Sie etwas verkaufen – sei es ein Produkt oder eine Idee – dann brauchen Sie die richtigen Argumente und ein freundliches Gesicht. Legen Sie deshalb Wert auf eine besonders gründliche Gesichtsentspannung. Ziehen Sie wirklich wilde Grimassen, strecken Sie auch die Zunge heraus oder sprechen Sie ein »Bäh«.

Falls Sie sich nicht zurückziehen können: Fast alle Entspannungsübungen im Sitzen (Seite 45) lassen sich durchführen, ohne daß Dritte es bemerken.

- Sind Sie schnell erregt, ist vor allem die Bauchatmung (Seite 18) wichtig. In diesem Fall sollten Sie das Ausatmen betonen. Sie atmen richtig, wenn Sie etwas länger aus- als einatmen.

Den Brustraum entspannen

- Beim ersten Anflug von Magenschmerzen in Streßsituationen können Sie den Brustraum entspannen (Seite 32).
- Sind Sie ein impulsiver Mensch, oder ärgern Sie sich

über Ihre Gesprächspartner, dann hilft es, wenn Sie die Hände mit aller Kraft zur Faust ballen. Tun Sie dies am besten unter dem Tisch – dann fühlt sich niemand bedroht.

Hände ballen

Setzen Sie zusätzlich die Bauchatmung ein (Seite 18). Achten Sie darauf, daß Sie tief und entspannt atmen.

- Wollen Sie bei Besprechungen fit und wach bleiben, ist die Beckenentspannung ideal. Damit diese Übung einen energetisierenden Effekt hat, lassen Sie die Nachspürphase ausfallen:

▶ Spannen Sie die Beckenbodenmuskulatur zwei bis vier Sekunden mit aller Kraft an.

- Lösen Sie die Anspannung abrupt. Sitzen Sie locker und aufrecht.
- Spannen Sie dann nochmals zwei bis vier Sekunden an.
- Lösen Sie die Spannung mit einem Schlag und richten Sie Ihre Aufmerksamkeit wieder auf Ihre Umgebung.

Mit Bedacht üben

Setzen Sie diese Übung mit Bedacht ein: Die aufmunternde Wirkung läßt sich nur zwei- oder dreimal erzielen, danach bleibt die Aktivierung des Beckenbodens meist ohne Wirkung auf Ihre Konzentrationsfähigkeit.

Entspannen im Haushalt

Verspannt durch Hausarbeit

Hausarbeit ist körperlich anstrengend. Viele Tätigkeiten führen zu Verspannungen – vor allem der Rücken ist betroffen.

- Bei Verspannungen im Rücken sind die Übungen »Buckeln« und »Hohlkreuz« eine wirkungsvolle Hilfe (Seiten 57/58). Führen Sie die Übungen bei allen stehenden Tätigkeiten aus: beim Staubsaugen, Gemüseputzen, Wäscheaufhängen und Aufräumen.
- Stehen Sie während der Nachspürphase aufrecht und locker, mit leicht gebeugten Knien, die Füße etwa schulterbreit auseinander. Ihr Körper wird dabei gelängt: Stellen Sie sich vor, Sie würden am Oberkopf sanft nach oben gezogen.

Unterwegs entspannen

Die Tips für unterwegs beschränken sich auf die typischen Verspannungs- und Ermüdungserscheinungen, die bei Reisen mit unterschiedlichen Fortbewegungsmitteln auftreten.

Entspannen im Alltag

Beim Autofahren

Sie sind häufig mit dem Auto unterwegs und legen längere Strecken zurück. Dann sind Fahrpausen ein absolutes Muß – es sollten in erster Linie Bewegungspausen sein, denn nur so können Sie Ihre Konzentrationsfähigkeit über längere Zeit aufrechterhalten.

Fahrpausen einlegen

▶ Steigen Sie aus. Räkeln Sie sich. Schütteln Sie Arme und Beine aus, strecken Sie sich in die Höhe, so weit Sie können.

- Dann beginnen Sie mit den Übungen im Stehen oder Sitzen (Seiten 45 und 55).
- Besonders empfehlenswert sind die Rückenübungen »Buckeln« und »Hohlkreuz«.

Wenn Ihre Augen übermüdet sind, hilft die Augenübung:

▶ Die Augen fest zusammenkneifen, die Spannung zwei bis vier Sekunden halten.

- Die Spannung abrupt lösen, die Augen geschlossen halten. Aufrichten und bei geschlossenen Augen waagerecht in die Ferne blicken.
- Ein bis zwei Minuten nur in die Augen spüren.
- Die Augen öffnen und den Blick auf einen Gegenstand in zwei oder drei Metern Entfernung richten. Durch den Gegenstand hindurchsehen.
- Wenn das nicht klappt, richten Sie die Augen auf ein Objekt hinter dem von Ihnen gewählten Gegenstand.

Wird die Sehkraft danach nicht deutlich besser, sollten Sie Ihre Fahrt erst nach einer längeren Pause fortsetzen. Gegebenenfalls müssen Sie Ihre Augen von einem Optiker oder Augenarzt überprüfen lassen.

Sehkraft überprüfen lassen

Beim Zugfahren

Die Bahn ist ein überaus bequemes Reisegefährt. Verspannungen treten, allein aus der Fahrsituation heraus, nicht auf.

- Sollte das längere Sitzen Sie verspannen, dann führen Sie die Übungen im Sitzen (Seite 45) durch.
- Wenn Sie während der Fahrt lesen wollen oder müssen, nehmen Sie die Augenübung (linke Spalte) hinzu.

Beim Radfahren

Radfahren trainiert den Körper umfassend, es ist eine besonders gleichmäßige und gelenkschonende Körperschulung. Radfahrpausen sollten hauptsächlich Stretching-Pausen sein (Seite 74).

Den Nacken entspannen

Beim Radfahren wird der Kopf fast ständig nach oben gereckt, dies kann zu Verspannungen im Nacken führen. Hier hilft folgende Übung:

▶ Beugen Sie das Kinn vor; es soll möglichst weit oben das Brustbein berühren.
Spannen Sie dann für zwei bis vier Sekunden stark an.
- Diese Spannung lösen Sie aber bitte nicht ruckartig, sondern verhalten.
- Längen Sie dann Hals und Körper. Stellen Sie sich vor, Sie würden sanft am Oberkopf hochgezogen (Seite 55).
- Dann legen Sie den Kopf in den Nacken. Diese Spannung wieder zwei bis vier Sekunden halten und dann langsam lösen.

Bitte beachten Sie

Bei dieser Übung dürfen Sie die Spannung nicht ruckartig nachlassen, da Sie sich sonst eine Zerrung im Halsmuskelbereich zuziehen könnten.

Beim Wandern

Die Wadenmuskeln werden beim Wandern am stärksten beansprucht, deshalb benötigen sie eine Längung durch Stretching-Übungen.

Die Wadenmuskeln dehnen

▶ Stellen Sie sich einen knappen Meter vor einen dicken Baum oder eine Hauswand, das Gesicht zum Baum oder zur Wand. Lassen Sie sich mit gestreckten Armen gegen den Baum oder die Wand fallen. Beugen Sie nun langsam die Arme – die Fersen bleiben dabei fest auf dem Boden – bis Sie ein Ziehen in den Waden spüren.
- Halten Sie diese Position etwa zehn Sekunden.
- Schütteln Sie die Wadenmuskeln aus.
- Wiederholen Sie die Übung einmal.

▶ Setzen Sie sich auf einen Baumstumpf, einen gefällten Baumstamm oder eine niedrige Mauer. Strecken Sie die Beine aus. Winkeln Sie nun die Zehen und Fußrücken gegen das Schienbein, bis Sie ein leichtes Ziehen in den Waden spüren.
- Halten Sie diese Position etwa zehn Sekunden.
- Schütteln Sie die Wadenmuskulatur aus.
- Wiederholen Sie die Übung einmal.

In regelmäßigen Intervallen während des Wanderns ausgeführt, beugen Sie so nicht nur Muskelverkürzungen, sondern auch Muskelkater und Muskelkrämpfen vor.

Üben zu zweit

Die folgenden Übungen sind besonders für Paare geeignet, die wenig Zeit miteinander verbringen können. Denn bei dieser Art des Trainings können Sie wirkungsvoll zwei Dinge verbinden:

- Sie erreichen eine tiefe körperliche Entspannung.
- Und Sie entwickeln eine neue Form des Miteinanders.

Kurzprogramm absolvieren

Es hat sich als sinnvoll erwiesen, daß vor den Übungen zu zweit zunächst jeder für sich ein Kurzprogramm der Progressiven Muskelrelaxation im Liegen absolviert.

▶ Also: Füße, Unter- und Oberschenkel, Po und Becken je einmal zwei bis vier Sekunden anspannen, lösen und nachspüren.

Oft ist dann schon eine deutliche Entspannung eingetreten, und die Lust, sich miteinander zu beschäftigen, ist gewachsen. Sie müssen nicht verliebt sein, um das Training mit großem Genuß durchführen zu können – gegenseitig mögen sollten Sie sich allerdings schon.

- Sie brauchen zwei große Gymnastikmatten oder eine Doppelmatratze, ersatzweise drei flauschige, große Decken, die Sie übereinander legen.
- Ihre Kleidung sollte weich und elastisch sein. Tragen Sie dicke Baumwollsocken, keine Schuhe, weite Oberbekleidung, möglichst aus Naturfasern, (Wolle/ Baumwolle).
- Ihre Hände sollten warm und trocken sein, wenn Sie den Partner berühren. Es ist ein wirklich unangenehmes Gefühl, mit kalten oder feuchten Händen angefaßt zu werden, auch wenn man diese Hände mag. Wenn Sie unter kalten Händen leiden, beginnen Sie die Übungen mit einer Hand- und Armentspannung (Seiten 52/53).
- Wiederholen Sie jede Übung einmal.
- Sobald eine Übung als unangenehm empfunden wird, Ihr Partner verkrampft oder Schmerzen empfindet, sollten Sie die Übung abbrechen.

Bei Schmerzen abbrechen

Seien Sie nicht enttäuscht, wenn Sie bei den Paarübungen schlechter entspannen können als bei den Übungen, die Sie alleine durchführen. Es ist schwieriger, zu zweit eine tiefe Entspannung zu erreichen, weil sich beide Partner ja zusätzlich auf den Anderen konzentrieren müssen.

■ Die Paarübungen »Dialog der Rücken« und »Baum im Wind« (Seite 73) eignen sich nicht nur als harmonischer Ausklang der gemeinsamen Übungen, sondern auch zur Einstimmung.

Mit Spaß gemeinsam entspannen

Die Begrüßung

▶ Ihr Partner legt sich entspannt auf den Rücken. Setzen Sie sich bequem zu seinen Füßen hin. Nehmen Sie seine Füße in Ihren Schoß.

Den Fuß begrüßen

Begrüßen Sie den Fuß Ihres Partners. – Diese etwas seltsam anmutende Aufforderung ist ernst gemeint: Nehmen Sie den Fuß in beide Hände und üben Sie einen leichten bis mittleren Druck aus (wie bei einem Händedruck). Sie signalisieren Ihrem Partner mit dieser Geste, daß er willkommen ist.

- Beginnen Sie die Übungen zu zweit immer mit dieser Einleitungszeremonie. Nehmen Sie sich dafür doppelt soviel Zeit wie für einen Händedruck.

Die Füße längen

▶ Halten Sie einen Fuß Ihres Partners mit einer Hand an der Achillessehne. (Die linke Hand hält den rechten Fuß und umgekehrt.) Heben Sie den Fuß leicht von der Unterlage, streichen Sie mit der Innenfläche der anderen Hand über den Fußrücken (Foto), üben Sie dabei einen sanften Druck auf den Fuß aus. In Höhe des Fußballens umschließen Sie den Fuß so gut es geht und ziehen ihn sehr sanft in die Länge. Lassen Sie den Fuß durch Ihre Hand gleiten und ziehen Sie zum Schluß ganz zart an den Zehen.

- Wiederholen Sie dieses Längen zwei- oder dreimal je Fuß.
- Reagiert der Partner kitzelig, streichen Sie nur über den Fußrücken.

Die Füße längen

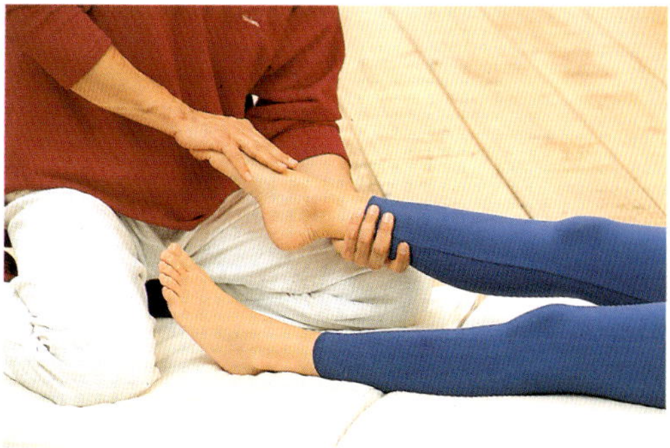

Bitte beachten Sie

Wenn einer von Ihnen bei dieser Übung, vor allem beim Heben, Schmerzen bekommen sollte, lassen Sie Ihren Partner langsam wieder auf die Unterlage zurücksinken. Brechen Sie die Übung ab und entspannen Sie sich kurze Zeit in der Rückenlage.

● Nehmen Sie sich viel Zeit für diese Übung, es dauert eine Weile, bis sich der liegende Partner richtig fallen lassen kann. Den Rücken so weich zu machen, sich so biegen zu lassen, verlangt Vertrauen. Führen Sie die Übung deshalb sehr langsam durch, heben Sie Ihren Partner vorsichtig an, achten Sie auf Signale von Anspannung oder Widerstand.

Den Körper schwingen lassen

● Sobald sich der Liegende vertrauensvoll in Ihre Hände gegeben hat und völlig entspannt ist, können Sie seinen Körper in leichte Schwingungen versetzen, indem Sie seine Taille vorsichtig nach rechts und links bewegen.

■ Diese Übung verlangt Ihre volle Aufmerksamkeit. Sie sollten sie deshalb langsam ausklingen lassen – nehmen Sie sich aus diesem Grund genügend Zeit für den Abschied der Hände vom Körper.

Die Arme lockern

Dies ist ein lustiges Spiel; es wird Ihnen Spaß machen.

▶ Ihr Partner liegt auf dem Rücken, die Arme seitlich ausgestreckt. Stellen Sie sich rechts oder links neben ihn, in Höhe seiner Hand. Fassen Sie nun mit beiden Händen die Hand Ihres Partners. Heben Sie die Hand hoch, bis der Arm einen Winkel von ungefähr 45° zum Boden bildet (Foto).
Ziehen Sie die Hand sanft zu sich hin, bis sich auch die Schulter leicht vom Boden hebt. Dann nehmen Sie den Zug langsam zurück, die Schulter sinkt wieder auf die Unterlage.

Die Arme lockern

● Wiederholen Sie die Übung einmal.

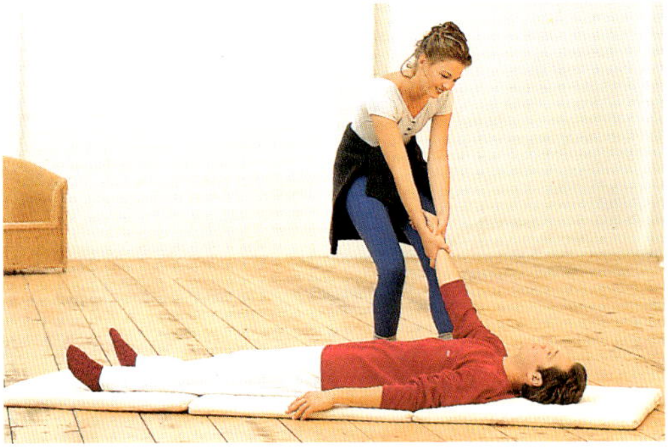

Die folgende Ergänzung der Übung ist für den liegenden Partner meist sehr angenehm:

▶ Schlenkern Sie den Arm Ihres Partners sanft und rhythmisch hin und her.
Wenn Ihr Partner Ihnen vertraut und völlig entspannt ist, liegt sein Arm locker und schwer in Ihren Händen. Mißbrauchen Sie dieses Vertrauen nicht: Wildes Schütteln des Armes oder abruptes Ziehen könnten seiner Schulter ernsthaften Schaden zufügen.

Das Vertrauen nicht mißbrauchen

- Ist Ihr Partner sehr beweglich in der Schulter, können Sie den Arm kreisen lassen.
- Wiederholen Sie die Übung einmal, gehen Sie dann auf die andere Seite und machen Sie die Übungen mit dem anderen Arm.
- Verabschieden Sie sich mit einem Händedruck.

Die Schultern lockern

Diese Übung ist nicht ganz einfach. Erstens läßt sich die Schulter nicht besonders gut fassen, und zweitens neigen die meisten Menschen zu Verspannungen im Nacken-Schulter-Bereich.

▶ Ihr Partner liegt auf dem Rücken. Knien Sie seitlich neben seinen Kopf, seine Schulter sollte ungefähr zehn Zentimeter von Ihren Knien entfernt sein.

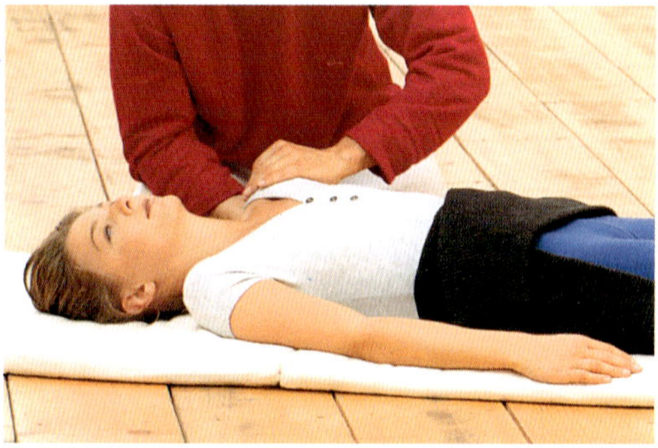

Schultern lockern

Schieben Sie eine Hand unter die Schulter Ihres Partners, die andere legen Sie auf die Schulter (Foto). Heben Sie die Schulter sanft an. Sie erkennen sofort, ob Ihr Partner entspannt ist: Eine entspannte Schulter läßt sich leicht heben, fühlt sich aber schwer an.

- Ist Ihr Partner noch verspannt, lockern Sie seine Schulter mit weichen Auf- und Abbewegungen. Gehen Sie behutsam vor. Je öfter Sie gemeinsam üben, desto leichter wird es, auch wenn Ihnen zu Anfang alles etwas schwierig erscheint.
- Erst nach einer längeren gemeinsamen Übungserfahrung dürfen Sie die Schulter Ihres Partners leicht kreisen lassen, aber bitte nur leicht. Versuchen Sie auch andere weiche, unregelmäßige Bewegungen, denn damit läßt sich die Schulter am besten entspannen. Dabei sollten Sie die Schulter nie beson-

ders weit dehnen oder schnell bewegen. Wenn sich Ihr Partner gut entspannt, spüren Sie, wie seine Schulter beweglicher und zugleich auch schwerer wird.

Den Kopf entspannen

Diese Übung verlangt Sorgfalt und Konzentration.

Den Kopf entspannen

▶ Ihr Partner liegt auf dem Rücken, seine Augen sind geschlossen. Sie knien oberhalb seines Kopfes, den Ihre Knie fast berühren. Verschränken Sie die Finger im Nacken Ihres Partners, etwa auf der Höhe des Haaransatzes (Foto). Der Kopf soll sicher in Ihrer Hand ruhen, er darf weder überdehnt noch zu hoch gehoben werden.

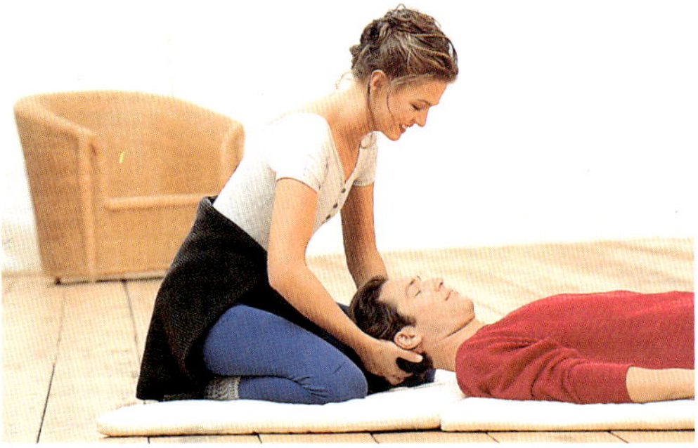

Bewegen Sie nun den Kopf Ihres Partners sehr langsam und vorsichtig auf und ab. Heben Sie den Kopf dabei höchstens drei oder vier Zentimeter an.

Den Kopf »loslassen«

Ein Kopf ist schwer, er kann fünf und mehr Kilo wiegen, dieses Gewicht müssen Sie spüren. Es ist der einzige Hinweis darauf, daß Ihr Partner sich entspannt. Er soll seinen Kopf ganz loslassen, nicht mithelfen – er soll ihn im wahrsten Sinne des Wortes in Ihre Hand legen. Wenn Sie seinen Kopf anheben, erkennen Sie sofort, ob Ihr Partner »mithilft« (der Kopf wird leichter), oder ob er »verkrampft« (der Kopf wird schwerer). Keine dieser Reaktionen ist seiner Entspannung zuträglich.

- Lassen Sie den Kopf in beiden Fällen sacht auf die Unterlage zurücksinken. Drehen Sie ihn einige Male zart nach links und rechts.
- Heben Sie den Kopf dann wieder vorsichtig an. Wenn der Partner immer noch »mithilft« oder »verkrampft« bleibt, haben Sie Geduld.
- Legen Sie seinen Kopf wieder auf die Unterlage und wiederholen Sie die Drehbewegungen.
- Erst wenn Sie sicher sind, daß Ihr Partner seinen Kopf entspannt in Ihre Hand gibt, können Sie die Übung zu Ende führen.

Schließen Sie folgende Übung an; auch sie verlangt Sorgfalt und Konzentration.

▶ Verschränken Sie die Finger im Nacken Ihres Partners und heben Sie seinen Kopf drei bis vier Zentimeter hoch. Neigen Sie seinen Kopf abwechselnd nach links und nach rechts.

- Jetzt lassen Sie seinen Kopf vorsichtig kreisen. Nützen Sie dabei nicht den ganzen Bewegungsradius des Kopfes aus. Die Bewegung soll nur leicht ausgeführt werden.
- Dann ziehen Sie den Kopf sehr vorsichtig zu sich hin. Die Halswirbelsäule darf dabei nicht gedehnt oder gestreckt werden. Lassen Sie den Zug langsam wieder nach.

So beenden Sie diese Sequenz:

▶ Ihr Partner liegt auf dem Rücken und spannt den ganzen Körper für zwei bis vier Sekunden an.

Den Körper »breitziehen«

- Während der Nachspürphase »ziehen« Sie den Körper Ihres Partners »breit«: Schieben Sie Ihre Hände, die Handinnenflächen nach oben, unter seinen Körper (Foto), und drücken Sie mit Ihren Fingerspitzen leicht dagegen. Ziehen Sie dann die Hände – ohne den Druck von den Fingerspitzen zu nehmen – unter dem Körper Ihres Partners hervor.
- Sie wandern so über die Schultern, den Rücken und den Po. Dieser Ausklang wird als sehr angenehm empfunden und vertieft den Entspannungseffekt.

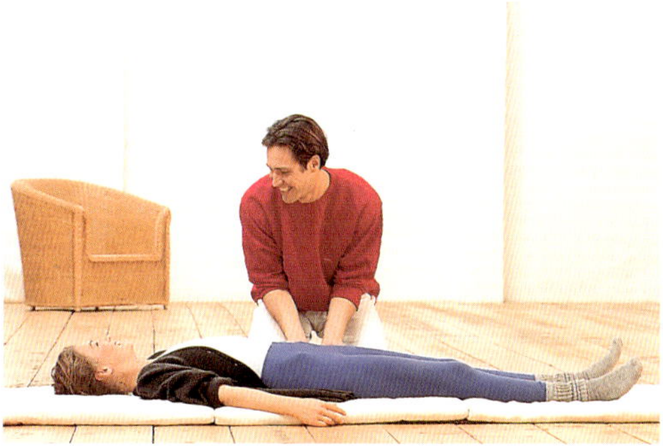

Miteinander üben

- Schieben Sie diese Paarübungen immer zwischen die Übungen aus dem Kapitel »Entspannen im Stehen« (Seite 55).
- Auch diese Paarübungen verlaufen nach dem bekannten Schema: Anspannen, loslassen, nachspüren. Es kann hilfreich sein, das Loslassen durch ein Signal auf parallele Zeitintervalle zu bringen: Ein Partner sagt: »Anspannen!« und wer zuerst die Spannung nachlassen will sagt: »Uuuund…loslassen!« Das langgezogene »und« ist wichtig, denn nur so können die Partner wirklich gleichzeitig und ohne zu erschrecken die Spannung lösen.

Gleichzeitig loslassen

Üben zu zweit

● Stehen Sie bei allen Übungen Rücken an Rücken, die Füße etwa schulterbreit auseinander und die Fersen 30 bis 50 Zentimeter von denen des Partners entfernt.
● Sie brauchen für alle Übungen, vor allem die erste, eine rutschfeste Unterlage.

Die Zehen hochziehen

▶ Stellen Sie sich Rücken gegen Rücken und heben Sie die Fußballen vom Boden ab. Stützen Sie sich nur auf die Fersen und den Partner (Foto). Halten Sie diese Spannung zwei bis vier Sekunden.
● Lösen Sie die Spannung gleichzeitig.
● Spüren Sie nach.

Hohlkreuz

Ihre Füße sind bei dieser Übung eineinhalb bis zwei Schulterbreiten auseinander.

▶ Sie stehen Rücken an Rücken. Beugen Sie sich nach vorn, gehen Sie leicht in die Knie und stützen Sie Ihre Hände auf die Oberschenkel. Ihr Partner legt sich auf Ihren runden Rücken und spannt seinen Rücken zum Hohlkreuz (Foto). Halten Sie diese Position zwei bis vier Sekunden.
● Lösen Sie dann die Spannung gleichzeitig »auf Kommando«.
● Ob das Nachspüren auf dem Rücken des Partners stattfinden kann, ist eine Frage von Kraft und Ausdauer des Untermanns.

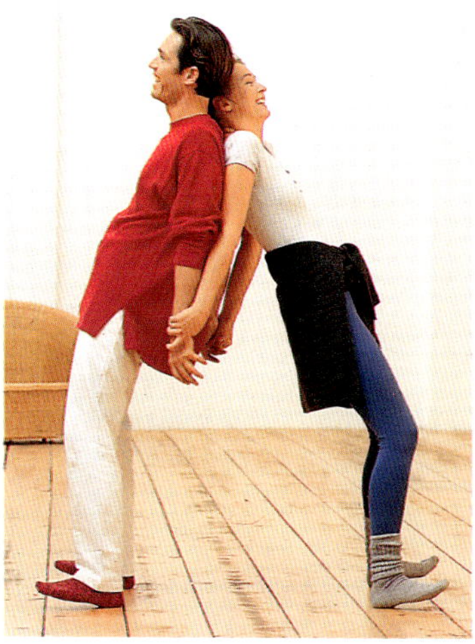

Die Zehen hochziehen

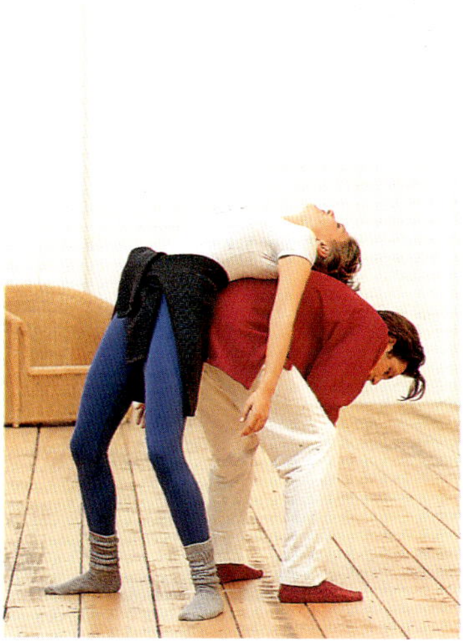

Hohlkreuz

Dialog der Rücken

▶ Sie stehen Rücken gegen Rücken und reiben diese gegeneinander. Variieren Sie dabei den Druck und die Richtung. Wiegen Sie sich gemeinsam wie in einem Windhauch.

- Wechseln Sie zwischen passiver und aktiver Rolle.
- Schieben Sie gelegentlich eine Sequenz der Ruhe ein, in der Sie nur nachspüren; Ihre Aufmerksamkeit ist dabei ganz nach innen gerichtet.

Baum und Wind

▶ Stellen Sie sich frei in den Raum, die Füße gegrätscht, den Oberkörper locker und aufrecht: Lassen Sie sich von der Vorstellung leiten, daß Sie am Oberkopf sanft in die Höhe gezogen werden (Seite 55).

- Stellen Sie sich vor, ein Baum zu sein, der kräftige Wurzeln in die Erde schickt.
- Stehen Sie »gut verwurzelt«, dann beginnt ein leichter Wind diesen Baum zu streifen. Setzen Sie diesem Wind nur leichten Widerstand entgegen, lassen sich von ihm bewegen. Wiegen Sie sich hin und her.
- Sie werden es besonders genießen, wenn Ihr Partner den Wind spielt: Sie weichen zurück, wenn er Sie berührt (1) und pendeln wieder in Ihre Ausgangslage zurück, wenn er Sie losläßt (2).
- Üben Sie, solange Sie mögen; wechseln Sie die Rollen.

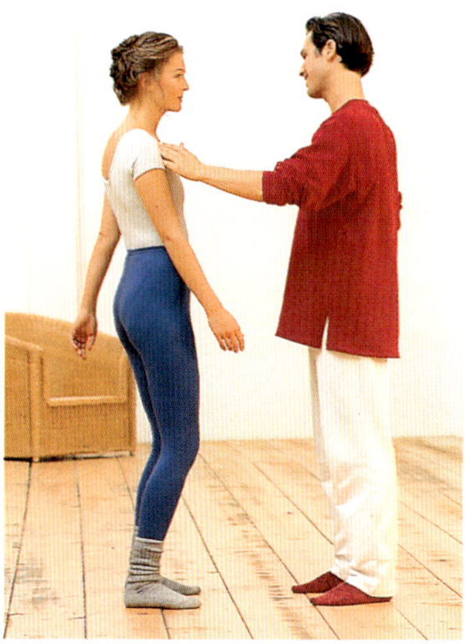

Baum und Wind (1)

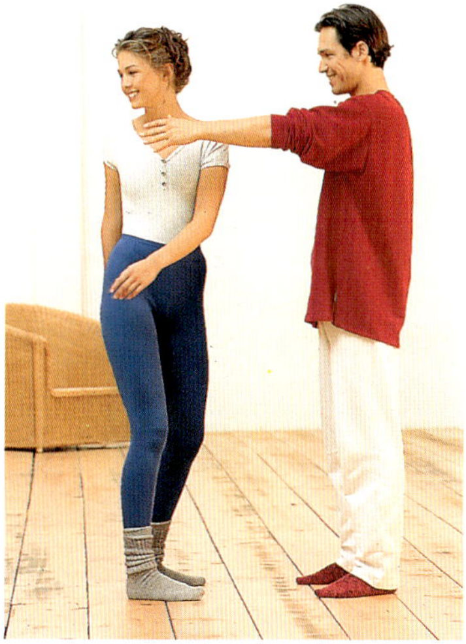

Baum und Wind (2)

Stretching

Die Progressive Relaxation und das Stretching ergänzen einander ideal, denn beide Techniken zielen darauf, die Muskeln zu entspannen. Dabei bewirkt die Progressive Relaxation eine tiefe psychische Entspannung und ein Nachlassen des Muskeltonus, das Stretching unterstützt dies durch eine passive Spannung des Muskels.

Stretching – passive Spannung der Muskeln

Beim Stretching wird ein Muskel – je nach körperlicher Verfassung – zehn bis 30 Sekunden in einer möglichst gleich starken Dehnung gehalten. (Man nennt dies auch passive Spannung.)

Bei folgender Übung können Sie die Grundprinzipien des Stretchings erfahren:

▶ Stellen Sie sich vor einen Stuhl (oder Hocker). Legen Sie eine Ferse auf die Sitzfläche des Stuhls, Ihr Bein ist gestreckt. Stützen Sie die Hände auf das durchgedrückte Knie (Foto Seite 76).

- Beugen Sie den Oberkörper so weit nach vorn, bis Sie ein leichtes Ziehen auf der Unterseite des Oberschenkels oder im Rücken spüren. (Bei dieser Bewegung werden sowohl die Oberschenkel- als auch die Rückenmuskeln gedehnt.)
- Halten Sie diese Dehnung für etwa zwanzig Sekunden. Beugen Sie sich während dieser Zeit bitte nicht weiter vor, sondern halten Sie die Dehnung ganz gleichmäßig. Dadurch wird der Muskel gelängt, die Muskelfasern werden auseinandergezogen (Seite 11). Das leichte Ziehen müßte nach 15 bis 20 Sekunden gleichmäßiger Dehnung nachlassen.

■ Anfänger verfallen oft in den Fehler, mit viel Kraft viel Dehnung erzeugen zu wollen. Dies ist aber eher schädlich als nützlich, denn der Muskel reagiert mit einem Rückstellreflex; er zieht sich zusammen.

Rückstellreflex der Muskeln

Stretching verbessert Ihre Beweglichkeit, wundern Sie sich also nicht, wenn Sie nach einiger Zeit Ihren Körper weiter biegen müssen, um das leichte Ziehen der gedehnten Muskeln wahrzunehmen.

Wann stretchen?

Soll man Stretching vor oder nach der Entspannung durch die Progressive Relaxation einsetzen?
Da Stretching einer möglichen Muskelverkürzung vorbeugt, empfiehlt es sich, die Relaxation immer mit Stretching abzuschließen.

Relaxation mit Stretching beenden

Sollten Sie jedoch besonders unruhig sein, können Sie die Stretchingübungen zusätzlich an den Anfang der Relaxation stellen.

Die Unterarmmuskeln dehnen

Beginnen Sie Ihr Stretching mit der Dehnung der Unterseite des Unterarms.

▶ Setzen Sie sich vor einen Tisch oder Schreibtisch. Legen Sie die Unterarme auf die Tischplatte.
- Winkeln Sie die Handrücken beider Hände nach oben, spannen Sie sie so weit wie möglich gegen die Oberseite Ihrer Unterarme.
- Halten Sie diese Spannung etwa zwanzig Sekunden.
- Schütteln Sie danach die Arme kräftig aus.

Die Rückenmuskeln dehnen

Diese Übung werden Sie als besonders wohltuend empfinden, wenn Sie viel sitzen müssen.

▶ Sie sitzen bequem auf einem Stuhl, die Beine weit auseinander.
Beugen Sie den Oberkörper weit nach vorn, der Kopf sollte sich möglichst zwischen den Knien befinden (Foto).
Ziehen Sie den Kopf so weit nach unten, bis Sie ein leichtes Ziehen über den ganzen Rücken spüren.
- Halten Sie diese Dehnung für etwa zwanzig Sekunden.

Die Rückenmuskeln dehnen

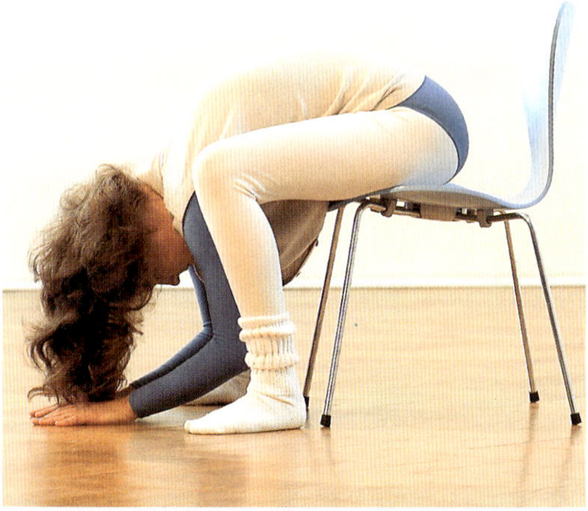

Die Oberschenkelmuskeln dehnen

Oberschenkel-Unterseite und Oberschenkel-Oberseite werden getrennt gedehnt.

Die Oberschenkel-Unterseite dehnen

Diese Übung kennen Sie bereits.

▶ Legen Sie Ihre Ferse auf die Sitzfläche eines Stuhls oder Hockers, das Bein ist gestreckt. Drücken Sie das Knie durch und stützen Sie die Hände darauf (Foto). Beugen Sie langsam den Oberkörper vor – halten Sie ihn dabei möglichst gerade –, bis Sie einen leichten Zug auf der Unterseite des Oberschenkels spüren.

- Halten Sie diese Dehnung für etwa zwanzig Sekunden. Bleiben Sie in dieser Position, halten Sie die Spannung möglichst gleichmäßig.
- Danach schütteln Sie die Muskeln aus.
- Machen Sie diese Übung auch mit dem anderen Bein.

Die Oberschenkel-Oberseite dehnen

Die Muskeln dieser Partie werden durch den »Flamingostand« gedehnt.

▶ Sie stehen auf einem, beispielsweise dem rechten Bein.

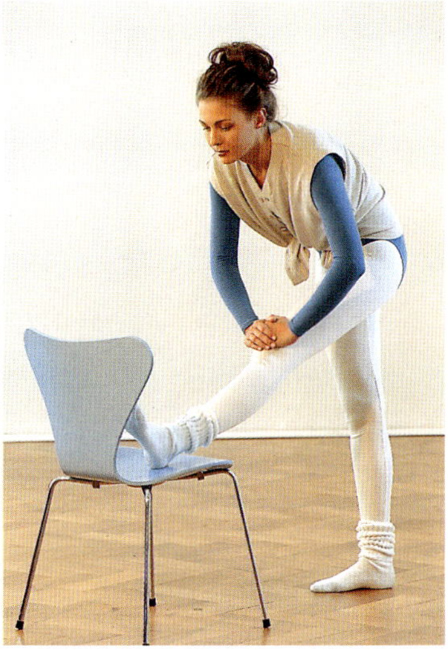

Die Oberschenkel-Unterseite dehnen

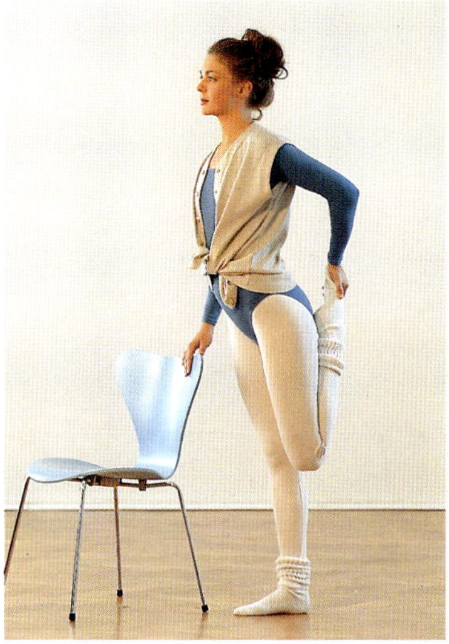

Die Oberschenkel-Oberseite dehnen

Mit der rechten Hand halten Sie sich an einer Tischkante oder einer Stuhllehne fest. Nun ziehen Sie mit der linken Hand Ihren linken Fuß gegen den Po. Ihre Handinnenfläche liegt dabei auf dem Fußrücken (Foto Seite 76). Ziehen Sie den Fuß nur so weit, bis Sie einen leichten Dehnungsschmerz im Oberschenkel spüren.
- Dann halten Sie diese Position etwa zwanzig Sekunden.
- Schütteln Sie das linke Bein kräftig aus.
- Jetzt ist das rechte Bein dran.

Die Wadenmuskeln dehnen

Vorbeugung gegen Wadenkrämpfe

Die Wadenmuskulatur ist besonders krampfanfällig. Diese Übung ist eine gute Vorbeugung gegen Wadenkrämpfe.

▶ Stellen Sie sich einen knappen Meter von einer Wand entfernt hin, das Gesicht zur Wand (achten Sie auf festen Stand!). Strecken Sie die Arme aus und lassen Sie sich gegen die Wand fallen. Halten Sie dabei die Fersen fest auf dem Boden (1).
Beugen Sie nun die Arme bei gestrecktem Körper so lange, bis Sie einen leichten Dehnungszug in der Wade spüren. Die Fersen müssen fest am Boden bleiben (2).
- Halten Sie diese Position etwa zwanzig Sekunden.
- Schütteln Sie die Beine aus.

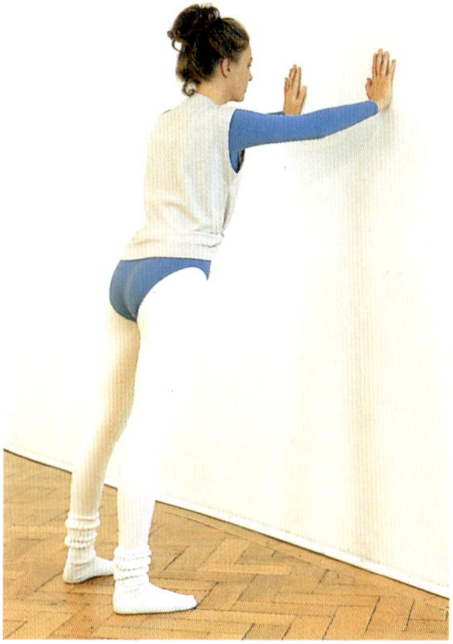

Die Wadenmuskeln dehnen (1)

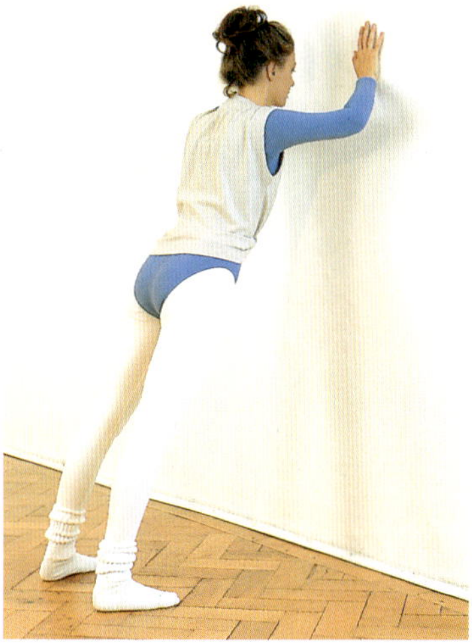

Die Wadenmuskeln dehnen (2)

Die Übungen auf einen Blick

	Liegen (Basisprogramm)	**Sitzen**	**Stehen**
Vorbereitung	● Richtig liegen: entspannt auf einer großen, weichen Unterlage, Arme seitlich neben dem Körper, Augen geschlossen.	● Bürostühle mit Rollen, wenn möglich, arretieren. ● Richtig sitzen: locker und aufrecht, Kniekehlen knapp oberhalb der Sitzfläche, Füße schulterbreit auseinander, etwa handbreit vor den Stuhlbeinen, Augen geschlossen.	● Richtig stehen: aufrecht und locker, Füße schulterbreit auseinander, Knie leicht gebeugt, Augen geschlossen oder geöffnet, je nach Situation. Wenn Augen geschlossen, bitte festhalten.
Übungsschema	Bewegung ausprobieren.	Dann anspannen. Die Spannung zwei bis vier Sekunden halten.	Die Spannung abrupt lösen. Etwa zwei Minuten nachspüren.
Füße entspannen	Zehen zur »Faust ballen«.	Zehen zur »Faust ballen«.	–
	Zehen spreizen.	Zehen spreizen.	–
	Zehen zum Knie ziehen, Winkel zwischen Fußrücken und Schienbein verkleinern, Knie eventuell leicht anwinkeln.	Zehen zum Knie ziehen, Fersen nach vorn schieben, Knie eventuell leicht anwinkeln.	–
	Füße spitzen.	Füße spitzen.	–
Unterschenkel entspannen			
Schienbein	Beine ausstrecken, Fersen leicht vom Boden abheben.	–	–
Waden	Die Fersen gegen die Unterlage drücken.	Die Fersen gegen die Stuhlbeine drücken.	–
Oberschenkel entspannen			
Oberseite	Beine strecken, etwa handbreit vom Boden abheben.	Beine strecken, so hoch wie möglich vom Boden abheben.	Knie durchdrücken und anspannen.
Unterseite	Waden fest gegen die Unterlage drücken.	–	Knie durchdrücken und anspannen.

Die Übungen auf einen Blick

	Liegen (Basisprogramm)	Sitzen	Stehen
Becken entspannen			
Gesäßmuskulatur	Pobacken zusammenkneifen.	Pobacken zusammenkneifen.	Pobacken zusammenkneifen.
Beckenbodenmuskulatur	Schließmuskeln von Blase und Darm anspannen.	Schließmuskeln von Blase und Darm anspannen.	Schließmuskeln von Blase und Darm anspannen.
Bauch entspannen	Vorwölben.	Vorwölben.	Vorwölben.
	Einziehen.	Einziehen.	Einziehen.
Brustraum entspannen	Kräftig einatmen, dabei die Brust weiten.	Kräftig einatmen, dabei die Brust weiten.	Kräftig einatmen, dabei die Brust weiten.
Schultern entspannen	Schultern vor die Brust ziehen, nicht zu den Ohren heben.	Schultern vor die Brust ziehen, nicht zu den Ohren heben.	Schultern vor die Brust ziehen, nicht zu den Ohren heben.
	Schultern nach hinten ziehen, Schulterblätter zusammenspannen, nicht zu den Ohren heben.	Schultern nach hinten ziehen, Schulterblätter zusammenspannen, nicht zu den Ohren heben.	Schultern nach hinten ziehen, Schulterblätter zusammenspannen, nicht zu den Ohren heben.
	Schultern zu den Ohren ziehen.	Schultern zu den Ohren ziehen.	Schultern zu den Ohren ziehen.
Arme entspannen			
Unterarme	Hände zur Faust ballen, gegen den Unterarm ziehen.	Hände zur Faust ballen, gegen den Unterarm ziehen.	Hände zur Faust ballen, gegen den Unterarm ziehen.
Oberarme	Hände zur Faust ballen, gegen den Oberarm ziehen, Bizeps anspannen.	Hände zur Faust ballen, gegen den Oberarm ziehen, Bizeps anspannen.	Hände zur Faust ballen, gegen den Oberarm ziehen, Bizeps anspannen.
Hände entspannen	Zur Faust ballen.	Zur Faust ballen.	Zur Faust ballen.
	Finger spreizen.	Finger spreizen.	Finger spreizen.
Gesicht entspannen	Grimassen schneiden.	Grimassen schneiden.	Grimassen schneiden.
Körper entspannen	Alle Muskelpartien anspannen.	Alle Muskelpartien anspannen.	Alle Muskelpartien anspannen.

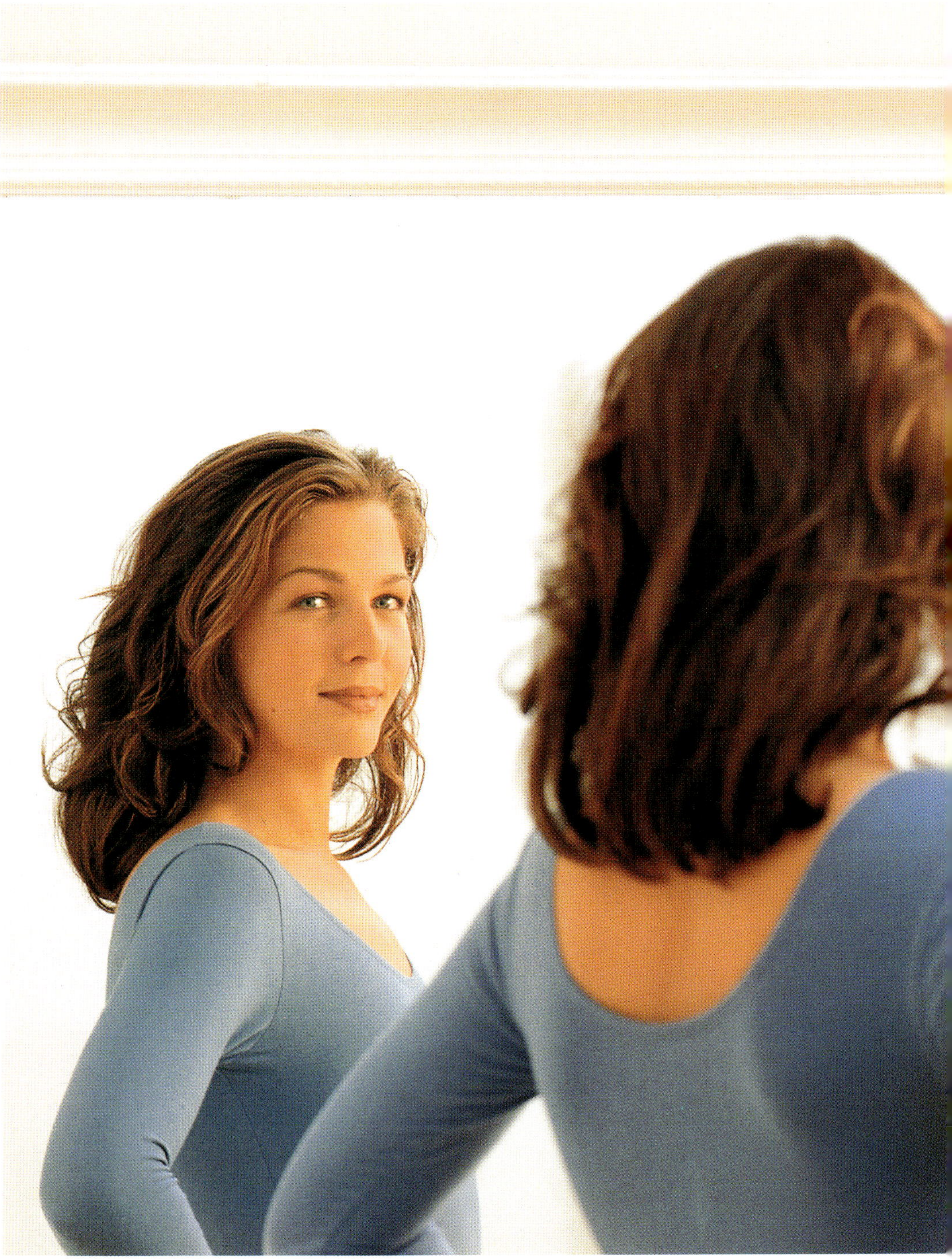

Zu mehr Ruhe und Sicherheit

**Sie haben durch fleißiges Üben erfahren, wie Sie mit Hilfe der Progressiven Relaxation körperlich und seelisch besser entspannen können. Sie haben gelernt, sich auch im Büroalltag, im Haushalt oder unterwegs durch Entspannung schnell zu erholen.
Die Progressive Relaxation kann aber weit mehr: Mit ihrer Hilfe können Sie alltägliche Konflikte und Ängste – beispielsweise innere Unruhe, Arbeits- oder Termindruck, Angst, vor mehreren Menschen frei zu sprechen, oder Unsicherheit – besser bewältigen. Sie gehen dabei nach einem Sieben-Schritte-Programm vor, das Sie auf jede beliebige Belastungssituation übertragen können.**

Das Sieben-Schritte-Programm

Erster Schritt: Das Problem einkreisen

Um Ihre Probleme erfolgreich angehen zu können, müssen Sie zunächst genau herausarbeiten, in welchen Situationen Sie mit Anspannung reagieren.

Verhalten analysieren

Versuchen Sie also, Ihre Verhaltensweise sehr genau zu analysieren.

- Stellen Sie fest, wann Sie unruhig, ängstlich oder unsicher sind oder sich äußeren Belastungen nicht gewachsen fühlen.

Vielleicht hilft es Ihnen, wenn Sie Ihre Beobachtungen in einem Tagebuch festhalten.

- Notieren Sie etwa alle zwei Stunden, was Sie gerade getan, und wie Sie sich dabei gefühlt haben. So können Sie herausfinden, auf welche Situationen Sie angespannt reagieren.

Oft zeigen Aufzeichnungen dieser Art auch, daß Belastungen mit sehr unterschiedlicher Intensität wahrgenommen werden, und daß sie nur in bestimmten Zusammenhängen auftreten.

Zweiter Schritt: Ideen finden, die helfen könnten

Sobald Sie erkennen, welche Situationen auf Sie belastend wirken, formulieren Sie Verhaltensweisen (Teilziele), die Ihnen helfen könnten, gelassener und entspannter mit solchen Situationen umzugehen.

Teilziele formulieren

- Formulieren Sie unbedingt mehrere, eng begrenzte Teilziele. Beispielsweise *»Ich werde lauter sprechen«* oder *»Ich werde erst antworten, wenn ich über eine Frage oder Bemerkung nachgedacht habe.«*
- Formulieren Sie das Ziel immer positiv.

Die Formulierung »Ich will nicht mehr an mir zweifeln« wäre aus zwei Gründen problematisch. Erstens ist dieses Teilziel nicht genau definiert, und zweitens wurde es negativ formuliert. Unsere Psyche ignoriert das »nicht« und macht aus dem Satz: »Ich werde an mir zweifeln«. Richtig wäre die Formulierung: *»Ich werde stärker an mich glauben.«*

In der Regel müssen Sie mehrere Teilziele formulieren und sie angehen, um die belastende Situation bewältigen zu können.
Die Teilziele müssen genau auf Ihren Fall zugeschnitten sein. Sie werden sicher mehrere Anläufe benötigen, bis die Liste wirklich die Teilziele enthält, die Ihrer Belastungssituation gerecht werden.

Mit Freunden sprechen

Vertrauen Sie sich einem Freund, einer Freundin an, sprechen Sie mit ihm/mit ihr über die Situation, die bei Ihnen Spannung erzeugt; besprechen Sie auch Ihre formulierten Teilziele.

Dritter Schritt: Einen Leitsatz formulieren

Der Leitsatz muß zwei Bedingungen erfüllen:

- Erstens muß er natürlich eine Wirkung auf die Konfliktsituation haben.
- Zweitens müssen Sie sicher sein, daß Sie in der belastenden Situation auch wirklich nach ihm handeln werden.

Eine Verhaltensweise auswählen

Wählen Sie nach diesen Kriterien aus der Liste Ihrer Teilziele eine Verhaltensweise aus, die Sie in Zukunft praktizieren wollen.

Mögliche Teilziele für berufliche Konfliktsituationen:

Ich werde
- Erklärungen erfragen/verlangen
- den Kopf selbstbewußt oben halten
- meine Meinung sagen
- Gegenvorschläge machen
- meinen Ärger artikulieren
- verlangen, ausreden zu dürfen

Mögliche Teilziele für private Konfliktsituationen:

Ich werde
- in der Gegenwart bleiben (alte Geschichten ruhen lassen)
- den anderen ausreden lassen
- Angriffe unter die Gürtellinie zurückweisen
- Erwartungen an den anderen aussprechen
- Kompromißbereitschaft zeigen und erwarten

Wenn Sie beispielsweise im Beruf häufiger Aufgaben übertragen bekommen, ohne zu wissen weshalb, könnte Ihr Leitsatz lauten: *»Ich werde eine Erklärung verlangen.«*
Wenn es Ihnen bisher schwer gefallen ist, Ihren Standpunkt ruhig und gelassen zu vertreten, wäre ein möglicher Leitsatz: *»Ich werde meine Meinung ruhig und gelassen sagen.«*
Auch wenn es bei Ihnen mehr als einen Spannungsbereich gibt, formulieren Sie Ihren Leitsatz immer nur für einen Bereich. Jedes Teilziel kann zu einem Leitsatz werden.

Nur einen Leitsatz formulieren

Vierter Schritt: Den Leitsatz gut verankern

Sie haben einen Leitsatz ausgewählt, mit dem Sie Ihr Verhalten konkret verändern wollen. Jetzt gilt es, diesen Vorsatz zu verinnerlichen, damit Sie auch danach handeln können.

- Absolvieren Sie täglich das Basisprogramm. Sprechen Sie am Ende jeder Nachspürphase den ausgewählten Leitsatz – in Gedanken – einige Male langsam und ruhig.

Sollte der Leitsatz Ihre Entspannung beeinträchtigen, wählen Sie bitte einen einfacheren Leitsatz aus Ihren Teilzielen.

- Bearbeiten Sie in einer Woche lediglich einen Problemkreis und einen Leitgedanken.

Fünfter Schritt: Den Leitsatz mit den »Kleinen Programmen« verbinden

Erst wenn Sie das Gefühl haben, der Gedanke ist in Ihrem Inneren gut verankert, integrieren Sie ihn auch in die »Kleinen Programme« (Seite 42). Nutzen Sie dabei jede Möglichkeit, die Übungen zu absolvieren. Am besten wäre es, jede Stunde etwa fünf Minuten für Relaxationsübungen zu reservieren.
Auch wenn der Leitgedanke bei Ihnen während des Basisprogramms keinerlei Unruhe ausgelöst hat, könnte es sein, daß Sie bei den Übungen für zwischendurch durch ihn irritiert werden. Dann verknüpfen Sie nur jede zweite Übung mit dem Leitsatz.
Gehen Sie erst zum nächsten Schritt, wenn der Leitsatz Sie nicht mehr beunruhigt.

Pro Stunde fünf Minuten üben

Sechster Schritt: Nach dem Leitsatz handeln

Sie müssen den Leitsatz nun in die Tat umsetzen. Dafür ist es notwendig, daß Sie vor die

mögliche Spannnungssituation eine Entspannungssequenz schalten und in der Nachspürphase – in Gedanken – den Leitsatz sprechen.
Dies ist natürlich nur möglich, wenn Sie wissen, wann die Spannung erzeugende Situation eintreten wird.
Oft trifft Sie eine solche Situation aber unvorbereitet.

Den Leitsatz verinnerlichen

Dies ist nicht weiter tragisch, denn gut verinnerlicht wirken Leitsätze nachhaltig:
Deshalb sollten Sie täglich so oft wie möglich eine Entspannungssequenz zwischenschalten und anschließend den Leitsatz sprechen.
Dann trifft Sie auch eine scheinbar unvorhergesehene Situation nicht mehr vollkommen unvorbereitet.
Und in fast allen plötzlich auftretenden Spannung erzeugenden Situationen bleibt noch genügend Zeit, die Bauchatmung einzusetzen, eine Zehen- oder Handfaust zu formen und innerlich Ihren Leitsatz zu sprechen. Sicher können Sie dann mit der Zeit auch danach handeln.

Siebter Schritt: Die Methode verfeinern

Versuchen Sie zusätzlich herauszufinden, welche Muskeln sich bei Ihnen besonders verspannen, wenn Sie seelisch angespannt sind. Entspannen Sie diese Muskelgruppen gezielt. So entwickeln Sie Ihre persönliche Art der Muskelentspannung vor oder während einer belastenden Situation. Damit finden Sie Ihren Weg, Konflikte besser zu meistern und Belastungen gelassener zu begegnen.

Geduld zahlt sich aus

Erwarten Sie keine Wunder. Die Progressive Muskelentspannung ist ein übendes Verfahren. Sie haben einen Prozeß ständiger Veränderungen begonnen, versuchen Sie nicht, die Entwicklung zu überstürzen. Haben Sie Geduld; machen Sie konsequent Ihre Übungen – möglichst auch vor der belastenden Situation. Verankern Sie den Leitsatz und handeln Sie danach.

Nichts überstürzen

Häufige Alltags-probleme

Sicher und ruhig werden

Mit dem Sieben-Schritte-Programm können Sie nahezu alle alltäglichen Probleme, Konfliktsituationen und Ängste angehen. Sie werden selbstsicherer, ruhiger und selbstbewußter. Nachfolgend sollen vier der häufigsten Problemkreise besprochen werden. Sie können jedoch das Sieben-Schritte-Programm auch bei anderen Problemen anwenden.

Sie leiden unter innerer Unruhe

Viele Menschen beschreiben sich selbst als unruhig. Sie fühlen sich unausgeglichen, gehetzt, ausgelaugt, und sie sind manchmal nahe daran »auszurasten«.
In diesem Fall werden Belastungen leicht zu Überlastungen, kleinere Unsicherheiten zu Ängsten, Zweifel zu mangelndem Selbstvertrauen.
Mit Hilfe des Sieben-Schritte-Programms können Sie versuchen, sich selbst aus dieser Situation zu befreien.
Es gibt Ihnen die Möglichkeit, die Entspannungsübungen gezielt einzusetzen und damit Belastungsituationen, die regelmäßig oder gelegentlich auf Sie zukommen, zu entschärfen.
Nicht immer ist klar, welche Situation oder welcher Konflikt Unruhe oder innere Anspannung auslöst. Deshalb muß im ersten Schritt die Ursache dafür gefunden werden. Unter Umständen hilft es, wenn Sie Ihre Handlungen und Stimmungen genau notieren. Sie könnten dabei beispielsweise feststellen, daß Sie immer mit Unruhe reagieren, wenn Sie einem Kollegen begegnen, der häufig aggressiv und unsachlich ist. Sie fühlen sich seinen Aggressionen ausgeliefert und ziehen sich zurück. Sie sind dieser Situation nicht gewachsen und wissen nicht, wie Sie sich verhalten sollen.

Stimmungen notieren

Der zweite Schritt ist nun, eine oder mehrere Verhaltensweisen (Teilziele) zu formulieren, mit denen Sie dieser Situation begegnen können. Ein mögliches Teilziel wäre: *»Ich werde meinem Kollegen gelassen und sachlich* *sagen, was mich an seinem Verhalten stört.«*

Teilziel auswählen

Wenn Sie mehrere Teilziele formuliert haben, müssen Sie eines auswählen, das Sie in die Tat umsetzen wollen. Dies ist der dritte Schritt.

Im vierten Schritt gilt es, den Leitgedanken zu verankern: Absolvieren Sie das Basisprogramm täglich, sprechen Sie nach jeder Nachspürphase den Leitgedanken mit ruhiger Stimme.

Erst wenn Sie das Gefühl haben, der Leitgedanke ist in Ihrem Inneren gut verankert, können Sie den nächsten Schritt machen.

Schritt fünf: Jetzt müssen Sie Ihren Leitgedanken mit den Entspannungsübungen aus dem Kapitel »Kleine Programme« verbinden. Die Entspannungssequenz sollte möglichst vor der belastenden Situation stattfinden. Dies ist nicht immer möglich, denn Sie können selten vorhersagen, wann Sie Ihren Kollegen treffen werden. In diesem Fall sollten Sie möglichst jede Stunde etwa fünf Minuten Entspannungsübungen machen und in der Nachspürphase Ihren Leitsatz sprechen. Sie werden dann mit Sicherheit auch danach handeln können. Dies ist der sechste Schritt.

Versuchen Sie nun, die Entspannungsmethode weiter zu verbessern, indem Sie herausfinden, welche Muskelgruppen sich bei Ihnen in dieser konkreten Situation besonders verspannen. Sie können diese Muskeln dann gezielt entspannen und finden so Ihren individuellen Weg der Problemlösung.

Sie haben Arbeits- oder Termindruck

Ein bekannter Streßfaktor ist Arbeits- oder Termindruck. Dabei ist der Auslöser oft Selbstüberforderung, selten eine Überforderung von außen.

Die Ursache finden

Sie müssen nun herausfinden, was bei Ihnen zutrifft. Wird nämlich der Arbeits- oder Termindruck von außen geschürt, haben Sie zusätzlich einen sozialen Konflikt.

Sind Sie selbst die Ursache für Ihr Problem, gehen Sie so vor: Entschlüsseln Sie die Muster, nach denen Sie sich in den Streß hineintreiben. Möglicherweise wollen Sie Aufgaben in einer Zeit schaffen, die – realistisch betrachtet – nicht ausreichen kann. Oder Sie schieben wichtige Aufgaben zu lange vor sich her. Vielleicht können Sie

auch nicht delegieren, wollen alles selbst erledigen.
Erkennen Sie solche Muster in Ihrem Arbeitsverhalten, formulieren Sie entsprechende Leitsätze und ergänzen Sie Ihre Entspannungsübungen damit.
Mögliche Leitsätze wären:

Leitsätze

- *Langsam und konzentriert erreiche ich mehr, als schnell und fahrig.*
- *Ich werde wichtige Dinge zuerst erledigen.*
- *Ich werde Aufgaben, die andere übernehmen können, künftig delegieren.*

Gehen Sie nun weiter nach dem Sieben-Schritte-Programm vor.

Erwartungen erfragen

Sind Sie der Meinung, daß Ihre Überforderung von außen geschürt wird, müssen Sie mit den Menschen sprechen, von denen Sie meinen, daß sie Druck auf Sie ausüben. Erfragen Sie offen deren Erwartungen an Ihre Arbeitsleistung.
Im günstigen Fall erfahren Sie, daß Ihre Befürchtungen nicht richtig sind. Dann können Sie die oben formulierten Leitsätze nutzen, denn Sie sind selbst für Ihre Überforderung verantwortlich.
Im ungünstigen Fall müssen Sie erkennen, daß die Überforderung in der Tat von außen geschürt wird.
Überlegen Sie sich, was die Ursache dafür sein kann.

Das eigene Verhalten überprüfen

Vielleicht haben Sie ständig zusätzliche Aufgaben übernommen, ohne sich zu wehren, und damit die Erwartungshaltung Ihrer Vorgesetzten in die Höhe getrieben. Sie müssen nun diesen Fehler korrigieren und ein klärendes Gespräch führen.
Holen Sie sich Anregungen im Abschnitt » Sie sind unsicher« (Seite 90). Dort werden soziale Konflikte angesprochen.
Gehen Sie auch dabei wieder nach dem Sieben-Schritte-Programm vor.

Sie haben gelegentlich kleinere Ängste

Menschen können auf sehr verschiedene Lebensumstände ängstlich reagieren:
Der eine reagiert ängstlich, wenn er eine neue Aufgabe übernehmen, der andere, wenn er vor einer Gruppe von Menschen sprechen soll.
Diese Ängste können Sie am besten bewältigen, wenn Sie die Angst auslösende Aufgabe in überschaubare, kleine Teilschritte zerlegen.
So wird die scheinbar unüberwindliche Sperre in viele kleine

Hürden zerlegt, in einzelne Zwischenschritte, die leicht zu bewältigen sind. Diese langsame Annäherung an eine Angst auslösende Situation nennt man Systematische Desensibilisierung. Sie gehen dabei folgendermaßen vor:

Systematisch vorgehen

- Sie erstellen eine Liste von Situationen, die der mit Angst besetzten Situation ähnlich sind. Ein Beispiel: Ihr Ziel ist es, ohne Angst vor mehreren Personen frei zu sprechen.

Ziel: Einen Sachverhalt vor mehreren Personen ohne größere Anspannung darlegen können.
Erste Stufe: Stellen Sie sich vor, daß Sie vor anderen sprechen.
Zweite Stufe: Stellen Sie sich vor, wie Sie die Zuhörer dabei ansehen.
Dritte Stufe: Stellen Sie sich die Gesichter Ihrer Zuhörer vor – sie lauschen aufmerksam.
Vierte Stufe: Wählen Sie in Gedanken eine Gruppe aus, vor der Sie sprechen werden.
Fünfte Stufe: Wählen Sie ein Thema, das Ihnen liegt. Überlegen Sie, was Sie dazu sagen können.
Sechste Stufe: Sprechen Sie nur einen einzigen Satz zu diesem Thema vor zwei Personen.
Siebte Stufe: Sagen Sie zwei oder drei Sätze zu dem gewählten Thema vor mehreren Zuhörern.

■ Gehen Sie immer erst zur nächsten Stufe, wenn Sie die vorhergehende ohne Angstgefühle bewältigen konnten.

Die systematische Desensibilisierung läßt sich mit der Muskelentspannung verknüpfen:

- Absolvieren Sie das Basisprogramm. Stellen Sie sich in den Nachspürphasen bildlich vor, wie Sie sich bei dem jeweiligen Schritt verhalten wollen.
- Trainieren Sie so jeden Verhaltensaspekt zuerst in der Phantasie, eingebettet in die Relaxationsübungen. Betrachten Sie die Bilder Ihrer Phantasie wie einen Film, den Sie beliebig anhalten oder zurücklaufen lassen können. Sobald Sie eine Szene unruhig macht, schalten Sie eine Entspannungsübung dazwischen. Hilfreich sind vor allem Bauchwölben und Schulterspannen. Sie können den Film in Ihrer Phantasie auch verlangsamen, stoppen oder einen anderen, fröhlichen Film einlegen.

In der Phantasie trainieren

Gehen Sie in kleinen Schritten voran. Eventuell müssen Sie die Zahl der im Kasten angegebenen Stufen auch erhöhen, um Ihr Ziel zu erreichen.
Bevor Sie Ihr Ziel dann in die Realität umsetzen, verringern Sie Ihre innere Anspannung durch Bauchatmung (Seite 18)

und einige Entspannungsübungen im Sitzen oder Stehen, wie sie in den kleinen Programmen empfohlen sind (Seiten 45 und 55).

Sie sind unsicher

Sie können nicht Nein sagen, haben Probleme damit, Forderungen zu stellen oder Kritik zu äußern? Diese Verhaltensweisen zeigen Unsicherheit.

Die Ziele mit Entspannungsübungen verbinden

Das Ziel, künftig gelassen, aber deutlich nein zu sagen oder Kritik zu üben, erreichen Sie, wenn Sie die Anforderung in kleine Teilziele zerlegen.

Erste Stufe: Sie gestatten sich, kritisch über eine Arbeit oder Aussage zu denken.
Zweite Stufe: In Gedanken formulieren Sie Ihre Kritik.
Dritte Stufe: Sie stellen sich vor, Ihre Kritik offen zu äußern.
Vierte Stufe: Sie stellen eine Frage zu einer Leistung, die Sie kritisieren.
Fünfte Stufe: Sie kritisieren in Frageform: *»Könnte es sein, daß...«*
Sechste Stufe: Sie kritisieren in Form einer Sorge: *»Ich befürchte, daß...«*
Siebte Stufe: Sie kritisieren in Form einer Vermutung: *»Ich glaube, daß...«*
Achte Stufe: Sie sprechen Ihre Kritik klar und deutlich aus: *»Ich bin der Meinung, daß...«*

Verbinden Sie diese Ziele wieder mit Ihren Entspannungsübungen.

Auch beim Training Ihrer Selbstsicherheit sind Geduld und Ausdauer gefragt, denn Sie können Ihr Verhaltensrepertoire nur langsam verändern. Eingefahrene und über Jahre praktizierte Verhaltensweisen können nur schrittweise abgebaut werden. Vielleicht werden Sie anfangs das Gefühl haben, es würde sich nichts bewegen. Wenn Sie jedoch nach einem halben Jahr zurückblicken, werden Sie bemerken: Der Wandel ist bereits in Gang.

■ Vor einem Fehler sei jedoch gewarnt: Für manchen ist die Verführung groß, nur in der Phantasie die Erfolge anzustreben, die ihm in der Realitiät versagt bleiben.
Sicher läßt sich mit phantasierten Erfolgen in einer Scheinwelt eine Menge Lebensfrust besser ertragen.

Ersatzbefriedigung ist schädlich

Langfristig sind solche Ersatzbefriedigungen aber schädlich. Sie treiben den Träumer stärker in seine Traumwelt. Das Leben wird dadurch noch komplizierter, weil die Not, das Leben zu meistern, für einen kurzen Moment kleiner geworden scheint.

Zum Nachschlagen

Eine Kassette besprechen

Damit Sie Ihre Übungen nicht immer durch Nachschlagen und Lesen unterbrechen müssen, können Sie eine Kassette mit den Übungsanleitungen besprechen. Nachfolgend finden Sie einen Formulierungsvorschlag für die Fuß-Entspannung. Sie können nach diesem Schema die Anleitungen für alle Muskelregionen auf Band sprechen. Berücksichtigen Sie dabei die Pausen: Ein Schrägstrich im Beispieltext bedeutet, daß Sie hier eine Pause von zwei Sekunden machen müssen. Zwei Striche bedeuten eine Pause von vier Sekunden.Vergessen Sie auch die Pausen für das Nachspüren nicht; Anfänger brauchen zwei Minuten!
Nehmen Sie eine Kassette mit 60minütiger Spieldauer. Auf die eine Seite sprechen Sie die Anleitungen für die Übungen des Basisprogramms. Auf die andere Seite sprechen Sie die Anleitungen für die Übungen im Sitzen und Stehen.

Sprechen Sie den Text mit ruhiger, lauter Stimme:

Mein Körper liegt weich auf der Unterlage./
Mein Atem wird ruhiger./
Ich schließe die Augen./
Ich lege eine Hand auf den Bauch – etwas unterhalb des Bauchnabels. /
Ich atme ein – mein Bauch hebt sich./
Ich atme aus – mein Bauch senkt sich./
Brust und Schultern bewegen sich möglichst wenig./
Der einströmende Atem hebt nur den Bauch und die Hand./
Ich atme ganz ruhig./

Pause: etwa acht Sekunden

Ich lege meine Hände seitlich neben den Körper./
Nun richte ich meine Aufmerksamkeit auf meine Füße./
Ich ziehe die Zehen beider Füße Richtung Fußsohle – so als wollte ich sie zur Faust ballen oder damit etwas festhalten.
Ich spanne die Zehen mit aller Kraft. Ich verstärke diese Spannung noch und halte sie für

vier Sekunden. Dann lasse ich ruckartig los.//
Ich konzentiere mich auf die nachlassende Muskelspannung in meinen Zehen.

Pause: zwei Minuten

Ich wiederhole die Übung:
Die Zehen mit aller Kraft zur Faust ballen.// Die Spannung ruckartig lösen.// Nachspüren.

Pause: zwei Minuten

Jetzt ziehe ich meine Zehen Richtung Schienbein und spreize sie so weit auseinander, wie ich kann. Ich verstärke die Spannung und halte sie dann vier Sekunden.//
Dann löse ich die Spannung ruckartig und spüre nach.

Pause: zwei Minuten

Ich wiederhole die Übung:
Die Zehen mit aller Kraft auseinander spreizen. Die Spannung vier Sekunden halten.//
Ruckartig lösen// und nachspüren.

Pause: zwei Minuten

Nun »spitze« ich die Füße, das heißt, ich strecke die Zehen so aus, als wollte ich mich auf einen Spitzentanz vorbereiten. Die Fußrücken bilden dabei mit den Beinen eine Linie. Ich spanne an und halte die Spannung für vier Sekunden. //
Dann löse ich die Spannung abrupt und spüre nach.

Pause: Zwei Minuten

Ich wiederhole die Übung:
Die Zehen mit aller Kraft strecken, die Spannung vier Sekunden halten.//
Ruckartig lösen// und nachspüren.

Pause: Zwei Minuten

Nun versuche ich, die Zehen Richtung Knie zu recken, dabei wird der Winkel zwischen Fußrücken und Schienbein verkleinert.
Ich spanne mit aller Kraft an und halte diese Spannung etwa vier Sekunden. //
Dann löse ich die Spannung abrupt// und spüre nach.

Pause: zwei Minuten

Ich wiederhole die Übung:
Die Zehen mit aller Kraft Richtung Knie ziehen, die Spannung vier Sekunden halten.//
Abrupt lösen// und zwei Minuten nachspüren.

Pause: zwei Minuten

Bücher, die weiterhelfen

Brand, Pater Ulrich, *Eutonie – natürliche Spannkraft;* Gräfe und Unzer Verlag, München.

Cardas, Elena, *Atem – Lebenskraft befreien;* Gräfe und Unzer Verlag, München.

Chungliang Al Huang, *Tai Ji – in der Bewegung zu Harmonie und Lebensfreude finden;* Gräfe und Unzer Verlag, München.

Huth, Drs. A. u. W., *Meditation – Begegnung mit der eigenen Mitte;* Gräfe und Unzer Verlag, München.

Jacobson, Edmund, *Progressive Relaxation in Theorie und Praxis;* Pfeifer Verlag, München.

Lacroix, Nitya, *Sanfte Partnermassage;* Mosaik Verlag, München.

Langen, Prof. Dr. med. Dietrich, *Autogenes Training;* Gräfe und Unzer Verlag, München.

Middendorf, Ilse, *Der erfahrbare Atem;* Junfermann Verlag, Paderborn.

Pálos, Stephan, *Atem und Meditation, Moderne chinesische Atemtherapie;* O. W. Barth Verlag, München

Sölveborn, Sven-A., *Das Buch vom Stretching;* Mosaik-Verlag, München.

Triebel-Thome, Anna, *Feldenkrais – Bewegung, ein Weg zum Selbst;* Gräfe und Unzer Verlag, München.

Tulku, Tartang, *Selbstheilung durch Entspannung, Körper- und Atemübungen;* Heyne Verlag, München.

Adressen, die weiterhelfen

Psychologischer Arbeitskreis
für Autogenes Training und Progressive Relaxation
c/o Berufsverband Deutscher Psychologen
Heilsbacherstraße 22
53123 Bonn

Bei Ihrer Krankenkasse oder der örtlichen AOK erfahren Sie, welche Psychologen/Ärzte Entspannungsverfahren lehren. Auch Volkshochschulen bieten Kurse an.

Sachregister

Adrenalin 12
Ängste 88
Anspannung, körperliche 10
Anspannung, seelische 10, 38
Arbeitsdruck 87
Armentspannung 35, 52
Arme lockern 68
Asthma 32
Atmung 18, 40
Augenentspannung 53
Ausstrahlungsschmerzen 49
Autofahren, entspannen beim 62

Bauchatmung 18, 45
Bauchentspannung 29, 57
Bauch einziehen 30, 57
Bauch vorwölben 29, 57
Baum und Wind 73
Beckenbodenmuskeln spannen 28, 49, 56
Beckenentspannung 27, 48, 56
Becken wiegen 66
Begrüßung 65
Beinentspannung 24, 47, 56
Beine längen 66
Besprechungen, entspannen in 60
Blasenschließmuskel 28
Brustraum entspannen 32, 51, 58
Buckeln 31, 49, 57

Darmschließmuskel 28
Desensibilisierung, systematische 89
Dialog der Rücken 73

Erfolgserwartung 39

Fußentspannung 21, 46, 55
Füße längen 65
Füße »spitzen« 22, 47

Geduld 85
Gegenmuskel 14
gemeinsam entspannen, Übungen 65
Gesäßmuskel spannen 27, 48, 56
Gesicht entspannen 35, 53, 58
Grimassen schneiden 36

Hände entspannen 53
Haushalt, entspannen im 61
Hohlkreuz 32, 50, 57, 72
Hormone 11

innere Unruhe 86

Kassette besprechen 91
Konfliktsituationen, berufliche 83
Konfliktsituationen, private 83
Kopf entspannen 69
Körperentspannung 37, 54, 59
Körper »breitziehen« 71

Leitsatz formulieren 83
Leitsatz mit Übungen verbinden 84
Leitsatz verankern 84
Leitsatz, Beispiele 88

Methode verfeinern 85

Muskelentspannung, Progressive 14
Muskeltonus 11

nachspüren 20, 46
Nacken entspannen 63
Nervenimpulse 11
Nervensystem, zentrales 11

Oberarme spannen 35, 52
Oberschenkelmuskeln dehnen 76
Oberschenkel spannen 26, 48
Oberschenkel-Oberseite spannen 26
Oberschenkel-Unterseite spannen 27

passive Spannung 74
Phantasie einsetzen 40
Problem einkreisen 82
Progressive Muskelentspannung 14
Progressive Relaxation 11, 14

Radfahren, entspannen beim 62
Relaxation 10
richtig sitzen 45
richtig stehen 55
Rückenentspannung 30, 49, 57
Rückenentspannung, Ausgangshaltung 31
Rückenmuskeln dehnen 75
Rückenschmerzen 30, 49, 67
Rücken heben 67
Ruhe 81

Schienbein spannen 24, 47
Schmerzen 30, 31, 38, 49, 68
Schulterentspannung 33, 34, 51, 58
Schultern lockern 68
seelische Anspannung 10, 38
Sicherheit 81
sicher sitzen 46
Sitzhaltung 50
Spannung lösen 20
systematische Desensibilisierung 89

Teilziele formulieren 82
Termindruck 87

Übungen, Übersicht 78
Übungshaltung 20
Unruhe, innere 87
Unsicherheit 90
Unterarme spannen 35, 52
Unterarmmuskeln dehnen 75
Unterschenkel spannen 24, 47
unterwegs entspannen 61

Verhalten analysieren 82
Verhaltensaspekte trainieren 89

Wadenkrämpfe 25
Wadenmuskeln dehnen 24, 63, 77
Waden spannen 25, 47
Wandern, entspannen beim 63

Zehenfaust 21, 46, 55
Zehen hochziehen 23, 72
Zehen spreizen 22, 47, 55
Zeitdruck 39
Zentrales Nervensystem 11
Zugfahren, entspannen beim 62

Wir danken den Firmen SPORT SCHECK, WILKHAHN, KANDIS & KANDISMANN, BALLETT-, GYMNASTIK-, BADEMODEN A. WEBER, alle München, für Leihgaben beim Styling der Fotos.

Redaktion: Doris Schimmelpfennig-Funke
Lektorat: Claudia Daiber
Fotos: Christophe Schneider
Styling: Jeannette Heerwagen
Layout und Umschlaggestaltung: Heinz Kraxenberger
Herstellung: Ina Hochbach
Satz: Design-Typo-Print GmbH, Ismaning
Lithos: Artilitho, Trento
Gesamtherstellung: Appl, Wemding

ISBN 3-7742-2325-4

Auflage	5.	4.	3.	2.	1.
Jahr	99	98	97	96	95